Matia Mwase
Lu Jin

Tratamento da incontinência urinária de esforço

Matia Mwase
Lu Jin

Tratamento da incontinência urinária de esforço

Tratamento de acupunctura para a incontinência urinária de esforço

ScienciaScripts

Imprint

Any brand names and product names mentioned in this book are subject to trademark, brand or patent protection and are trademarks or registered trademarks of their respective holders. The use of brand names, product names, common names, trade names, product descriptions etc. even without a particular marking in this work is in no way to be construed to mean that such names may be regarded as unrestricted in respect of trademark and brand protection legislation and could thus be used by anyone.

Cover image: www.ingimage.com

This book is a translation from the original published under ISBN 978-3-659-55541-1.

Publisher:
Sciencia Scripts
is a trademark of
Dodo Books Indian Ocean Ltd. and OmniScriptum S.R.L publishing group

120 High Road, East Finchley, London, N2 9ED, United Kingdom
Str. Armeneasca 28/1, office 1, Chisinau MD-2012, Republic of Moldova, Europe
Printed at: see last page
ISBN: 978-620-3-56459-4

ÍNDICE DE CONTEÚDOS

DEDICAÇÃO

Toda a glória a Deus e a todos aqueles cujos esforços me permitiram realizar este ensaio clínico, bem como o meu trabalho académico na Universidade de MTC de Nanjing - China.

RECONHECIMENTO

Antes de mais, gostaria de reconhecer a misericórdia de Deus para comigo, sem a qual não veria esta vitória na minha vida.

Além disso, agradeço ao meu supervisor clínico parental, Prof. Dr. 陆瑾 , pela sua orientação e encorajamento, particularmente na clínica, onde a vida não foi tão fácil com a barreira linguística.

Reconheço a estas personalidades 陶腊梅 (estudante de mestrado), 向谊 e 阮志忠 (professores diretores) e 李静 (vice-diretor) o seu papel significativo neste ensaio clínico.

Por último, agradeço aos colegas internacionais nepaleses e a Christina M. (Tanzânia) pelo tempo que dedicaram ao meu sucesso, sem os quais a vida não seria fácil em Nanjing.

Que Deus vos abençoe a todos.

RESUMO

O objetivo principal foi avaliar os efeitos da acupunctura e da terapêutica física no tratamento da incontinência urinária de esforço. **Métodos:** 30 doentes foram distribuídas aleatoriamente pelo grupo de tratamento ou pelo grupo de controlo. O grupo de controlo recebeu exercícios de Kegel e o grupo de tratamento recebeu electro-acupunctura nos pontos BL 33 e 35 bilaterais. A intervenção para ambos os grupos foi de 3 sessões por semana durante 8 semanas. **Resultados:** Grupo de tratamento: tanto o peso do penso como a frequência de perdas tiveram $p<0,05$. Grupo de controlo: tanto o peso do penso como a frequência das perdas tiveram $p>0,05$. Os episódios de perdas e a qualidade de vida melhoraram, sem diferença significativa no grau de perdas em ambos os grupos. **Conclusão:** A electro-acupunctura mostrou maior eficácia do que o exercício kegel na melhoria dos sintomas da incontinência urinária de esforço.

Palavras-chave: incontinência urinária de esforço, acupunctura, treino dos músculos do pavimento pélvico

CAPÍTULO 1

INTRODUÇÃO

1.18 ntecedentes do estudo

O Physiotherapy Evidence Database (PEDro) é um parceiro profissional oficial da World Confederation for Physical Therapy (WCPT). [th]Marcando seu 15º aniversário em 2014, o PEDro anunciou os 15 ensaios clínicos mais influentes na prática da fisioterapia. A incontinência urinária de esforço (IUE) foi classificada em 14º lugar[th] . Em preparação para o Congresso do WCPT 2015 em Singapura, o WCPT honrou a lista de ensaios do PEDro e no seu *e-update* - WCPT News, segunda-feira 20 de outubro de 2014 a lista foi destacada. Foi, portanto, evidente que a IUE é uma das condições de saúde que o fisioterapeuta deve tratar particularmente na saúde da mulher em todo o mundo.

A incontinência urinária de esforço (IUE) refere-se à perda de urina sem significado para a atividade física, como tossir, rir, espirrar, entre outros (1). A IUE também pode significar a perda involuntária de urina durante o aumento da pressão abdominal, na ausência de contração do detrusor (2).

A IUE é uma preocupação mundial desde 1998, no Mónaco, quando se realizou a 1st Consulta Internacional sobre Incontinência (ICI) da Organização Mundial de Saúde (OMS) para aumentar a consciencialização e melhorar os cuidados com a incontinência urinária. Durante a 2nd OMS ICI 2001, Paris, França, verificou-se que continuava a ser um estigma, uma doença embaraçosa e socialmente isolante, bem como um problema de saúde crescente em todos os países (3). Para além de ser mais prevalente nas mulheres do que nos homens, a IUE não é muitas vezes diagnosticada, uma vez que a maioria das mulheres acredita que faz parte da vida, resultante do parto e do envelhecimento natural (4). A consequência deste facto é que continua a ser tratada de forma inadequada (31). A doença dificulta a interação social, é considerada frustrante e vergonhosa para ser falada e não é séria para tratamento (5). É acompanhada de constrangimento social, evitamento de actividades sociais, angústia psicológica, depressão, encargos financeiros com a compra de roupa interior, como pensos, e despesas de medicação (6, 7). As vítimas tentam normalizar a incontinência urinária na sua vida quotidiana através de várias medidas, tais como parar as actividades que causam perdas, minimizar ou parar de beber, reduzir as actividades sociais e/ou o uso de pensos (8, 26).

Em África, a incontinência urinária foi agravada por uma fístula vesicovaginal obstétrica devastadora devido a um parto obstruído (46). Estudos do Norte de África sugeriram que a IUE pode ser mais comum em África do que se pensava anteriormente (46). 42% de 200 mulheres amostradas apresentaram IUE entre as mulheres do Gana (46). Um estudo recente com 5000 indivíduos revelou que a IUE era prevalente nas mulheres nigerianas (África subsariana) (47).

A maioria dos métodos convencionais, apesar de melhorarem os sintomas da IUE, falham num número significativo de mulheres (48). Além disso, eram dispendiosos e estavam associados a efeitos secundários inaceitáveis (48), tornando o tratamento inadequado (31). É importante notar que ainda não foi identificado um método de tratamento perfeito para a IUE (9), apesar de se dizer que a cirurgia é o tratamento primário (41). Isto cria a lacuna para ensaios clínicos que estabeleçam o método mais eficiente e eficaz de tratamento da IUE com menos custos e complicações pós-tratamento.

1.19 Declaração de tese

A IUE é atualmente uma das preocupações da Saúde Mundial (3) e o pior é que continua a ser tratada de forma inadequada (31). Em 1998, a OMS referiu que a IUE é uma doença evitável e tratável e não é certamente um resultado inevitável do envelhecimento. Diz-se que a cirurgia é o único método atual que pode resolver a IUE (1, 7, 41,). No entanto, não só é dispendiosa como também tem muitas complicações (1, 10, 48). A acupunctura (11- 15) e a fisioterapia (16, 27- 30) podem melhorar a IUE, mas a sua diferença terapêutica ainda não está excluída. Foi neste sentido que o estudo de caso pretendeu estabelecer a diferença entre a acupunctura e a fisioterapia na melhoria da IUE.

1.20 Finalidade, objetivo e objectivos do estudo

O objetivo do estudo era determinar como a acupunctura trata a IUE nas mulheres.

O objetivo geral do estudo era avaliar os efeitos da acupunctura e da terapêutica física no tratamento da IUE.

Os objectivos específicos eram:

i)   Estabelecimento dos efeitos terapêuticos da acupunctura na IUE

ii)   Estabelecimento de efeitos terapêuticos físicos na IUE

iii)   Comparar os efeitos da acupunctura e da terapêutica física na IUE

1.21 Hipótese de investigação

Hipótese nula (H0): Não existe diferença significativa entre a acupunctura e os efeitos terapêuticos físicos no tratamento da IUE.

Hipótese alternativa (HA): Os efeitos terapêuticos da acupunctura e da fisioterapia não são os mesmos no tratamento da IUE. (Efeitos do tratamento e pós-tratamento)

1.22 Âmbito do estudo

Limitou-se a avaliar os efeitos terapêuticos da fisioterapia e da acupunctura no tratamento da IUE em mulheres - vítimas de ambulatório com idades compreendidas entre os 40 e os 75 anos.

1.23 Limitações do estudo

Havia uma barreira linguística que limitava a interação social, bem como a exploração de outros dados vitais para fundamentar os achados clínicos.

Tratando-se de um estudo em ambulatório, alguns doentes após a 8th semana de tratamento, o retorno dos resultados no seguimento diminuiu e afectou a avaliação pós-tratamento

1.24 Importância do estudo

Os resultados podem ser úteis para os prestadores de cuidados de saúde, fisioterapeutas e doentes na seleção da modalidade mais adequada de intervenção na IUE. Além disso, os conhecimentos gerados podem também suscitar não só estudos teóricos, mas também mais ensaios clínicos avançados para tratar a IUE em várias populações.

1.25 Definição de termos

IUE: perda de urina devido a pressão na bexiga urinária

Acupunctura: electro-acupunctura

Fisioterapia: exercícios kegel para treino dos músculos do pavimento pélvico (PFMT)

Efeitos terapêuticos: capacidade curativa (redução da frequência das micções e dos episódios de perdas)

CAPÍTULO 2

REVISÃO DA LITERATURA

2. Introdução

Este capítulo descreve o significado de IUE, as suas causas, sinais e sintomas, métodos de diagnóstico, tratamento e outras formas de incontinência urinária, bem como o resumo dos dados analisados.

2.1 Significado da incontinência urinária de esforço (IUE)

A IUE consiste em perder urina sem querer durante a atividade física, como rir, espirrar ou fazer exercício (1). A bexiga normal de um adulto médio pode conter mais de 2 chávenas (350 ml - 550 ml) de urina. Mas na IUE não consegue. Por isso, a IUE também pode ser definida como uma perda de urina durante momentos de maior pressão no abdómen (43). Esta pressão/estresse pode resultar de tosse, espirros, riso, inclinação para a frente, levantamento de objectos pesados ou qualquer atividade física que possa exercer pressão sobre o abdómen e, de alguma forma, comprimir a bexiga (42). Linda e Zieve concordam que o funcionamento normal do sistema urinário é uma função do funcionamento normal do sistema nervoso e muscular (controlo da micção). Mais concretamente, a micção é uma função do cérebro, do músculo esfíncter, dos músculos do pavimento pélvico e dos músculos detrusores. A descoordenação dos músculos acima referidos, bem como a sua fraqueza, conduzem a perdas de urina. Assim, ocorre uma falha no relaxamento do detrusor e, ao mesmo tempo, o esfíncter também não consegue contrair a IU.

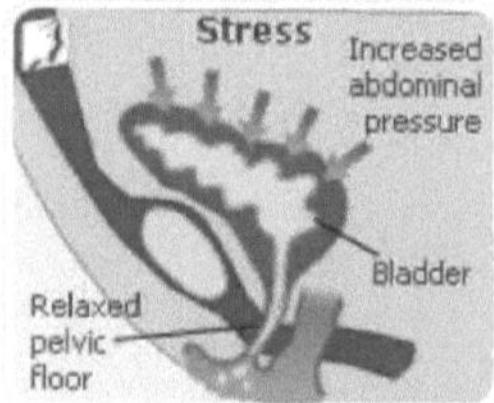

Figura 2.1 pressão na bexiga que provoca uma fuga

2.2 Causas /etiologia e patogénese da IUE

Existem várias condições que, combinadas ou isoladas, podem tornar uma pessoa vulnerável à IUE. Estudos de vários académicos (1, 4, 9, 10, 17, 18, 23, 24, 25, 43, 54) enumeram os seguintes *factores de risco* que podem causar IUE nas mulheres ser do sexo feminino, nascimento de uma criança, número de gravidezes, cesariana, parto vaginal sem episiotomia, infecções frequentes do trato urinário, envelhecimento, excesso de peso e/ou obesidade, trabalho manual intensivo, falta de exercício, diabetes, tosse crónica, menopausa, acidente vascular cerebral, esclerose múltipla, depleção de estrogénios, tabagismo, histerectomia, lesões neurológicas no cérebro/medula espinal, lesões na uretra, trabalho de parto obstruído, deficiência de Qi nos rins, entre outros.

Patogénese da IUE

Os estudos relacionados com a patogénese da IUE dificilmente são encontrados de forma independente, em vez disso, a ocorrência geral está inserida nos seus factores causais. Assim, pode analisar-se que a sua evolução começa com o enfraquecimento de qualquer um dos grupos musculares responsáveis que controlam a micção. A causa principal pode ser o desequilíbrio hormonal - diminuição dos níveis de *estrogénio*, uma vez que a força muscular é muito mais dependente deste (49, 50). As causas da diminuição dos estrogénios incluem: envelhecimento natural e/ou menopausa, alterações nos ciclos menstruais e remoção dos ovários que produzem hormonas estrogénicas (49, 50, 51). É importante notar que os estrogénios ajudam a manter os grupos musculares envolvidos na continência fortes, flexíveis, elásticos, bem como os músculos lisos da uretra e da bexiga saudáveis (49, 50, 51). As causas secundárias incluem: a histerectomia, que também pode ser acompanhada pela remoção dos ovários, altera inevitavelmente o pavimento pélvico, enfraquecendo consequentemente o músculo pélvico e provocando a sua flacidez (49). O músculo do pavimento pélvico é a base de apoio de órgãos como o útero, a bexiga, a uretra e o reto, pelo que o seu enfraquecimento implica o risco de prolapso desses órgãos (49). Outras causas são o parto vaginal, gravidezes, trabalho de parto obstruído, lesões na zona da uretra, falta de exercício, trabalho manual pesado, entre outras (1, 42, 43, 46, 47, 49, 52). Assim, uma vez que estes factores enfraquecem o músculo do pavimento pélvico, o esfíncter e o detrusor, é provável que ocorram fugas após qualquer tipo de stress que possa irradiar a bexiga, incluindo tosse, riso, espirros, relações sexuais e exercício físico, uma vez que o detrusor não suporta a pressão, o esfíncter também não se contrai o suficiente para parar o fluxo de urina nem o músculo do pavimento pélvico intercepta a fuga, daí os sintomas de IUE (1, 2, 42, 43, 50).

Teoria da MTC sobre a etiologia e a patogénese da IUE

A função propulsora do Qi estimula e mantém o funcionamento fisiológico normal dos órgãos zang-fu, pelo que é a raiz da vida (54). O Qi nos vários órgãos funciona de forma diferente mas em harmonia uns com os outros. Por exemplo, a função da bexiga é altamente dependente da função do rim (54). O rim armazena a essência, o qi, o yin e o yang, pelo que é considerado a base da vida, a chave da conceção, do crescimento e do desenvolvimento e responsável pelo controlo da senilidade (54). O envelhecimento natural e/ou fisiológico esgota a essência dos rins, o que inevitavelmente leva à hipofunção/disfunção dos órgãos zang-fu, incluindo a bexiga. *O armazenamento e a excreção* da urina pela bexiga resultam das funções transformadoras e fixadoras do Qi dos rins, pelo que o Qi da bexiga é controlado pelo Qi dos rins (54). O seu significado clínico é que um Qi dos rins suficiente e uma transformação normal do Qi asseguram a abertura e o fecho adequados da bexiga no controlo da micção e o inverso (Qi dos rins insuficiente e distúrbio na transformação do Qi) leva a uma *deficiência do Qi da bexiga*, dando origem a sintomas de incontinência urinária quando a bexiga está tensa (54).

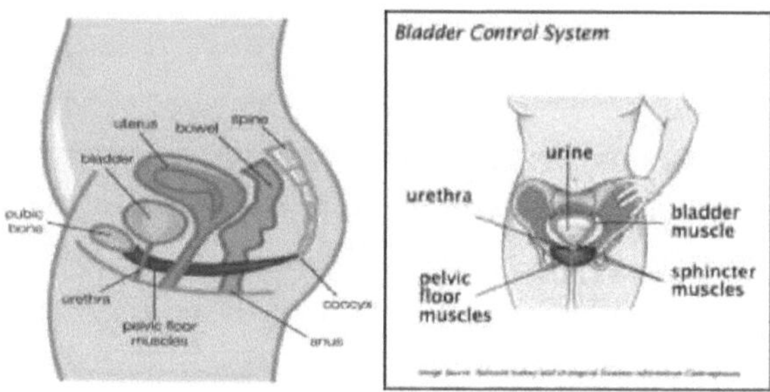

Figura 2.2 Posições da bexiga urinária - vistas sagital e frontal

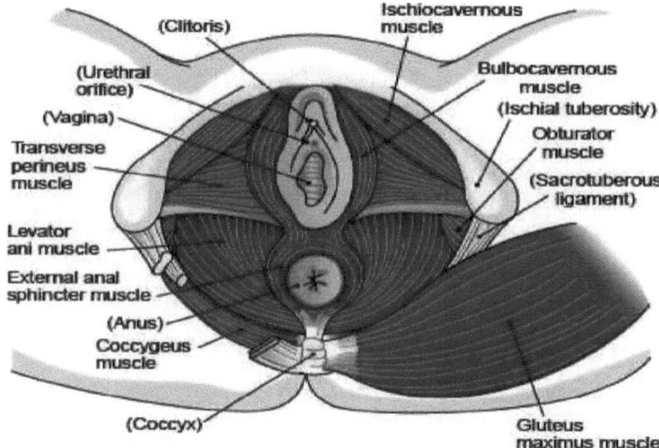

Figura 2.3 Assoalho pélvico - vista em corte transversal

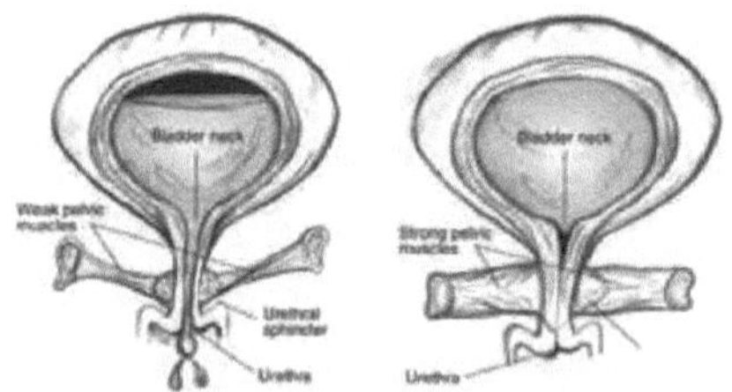

Figura 2.4 músculos do pavimento pélvico fracos Vs normais

O pavimento pélvico é um grupo de músculos que suportam a bexiga e o intestino para manter a continência

Os músculos do esfíncter ajudam a controlar a abertura e o fecho da uretra

As *saídas* da bexiga e do intestino - a uretra e o reto - passam pelos músculos do pavimento pélvico

2.3 Sintomas e sinais de IUE

A manifestação clínica mais marcante da IUE é a *perda involuntária de urina.* Pode ser agravada num momento ou noutro por qualquer uma das seguintes condições (**sintomas**): tosse, riso, relações sexuais, espirros, levantar-se, inclinar-se para a frente, curvar-se, levantar objectos pesados, agachar-se, apertar a barriga, saltar, correr, entre outros (42, 43). **Os sinais** relacionados com a IUE incluem; infeção do trato urinário, prolapso: pélvico, do útero e da bexiga; cirurgia na pélvis, histerectomia, entre outros (10, 43).

2.4 Diagnóstico da IUE

A investigação da história clínica do doente, bem como a incorporação dos dados do diário da bexiga, desempenham um papel importante no diagnóstico da IUE. Não só fornece dados relevantes, como também dá indicações sobre o exame físico/teste que pode ser necessário (6, 10, 18). O(s) teste(s) físico(s) visa(m) as possíveis anomalias fisiológicas que podem estar a contribuir para a IUE, tais como órgãos prolapsados, lesões na zona pélvica, entre outras.

Tabela 2.1 Inquérito sobre a história clínica e o conteúdo do diário vesical

Inquérito sobre os dois aspectos	
Conteúdo do historial médico	*Conteúdo do diário da bexiga*
Necessidade urgente de urinar, frequência urinária, urinar durante a noite, causas / episódios de perdas, qualquer operação na zona pélvica, prolapso de órgãos reprodutores, histerectomia, demência, prática de exercício físico, urina residual após a micção, nível máximo de urina, IMC, menopausa, número de partos, tipo de parto, medicação atual, lesão neurológica / lesão da espinal medula / cérebro e qualquer outro fator de risco relacionado	Hábitos alimentares e de consumo de álcool, quantidade média de líquidos ingeridos, frequência e volume das micções normais, momentos/episódios e volume das perdas, sensação de urgência antes de urinar e se estava a praticar atividade física, micção nocturna (noctúria)

No caso de os dados recolhidos a partir dos dois aspectos anteriores não conseguirem definir claramente o tipo de incontinência, podem ser recomendados testes adequados. Existem vários testes, mas cada um deles incide sobre um ou dois objectivos (1, 6, 55), conforme ilustrado abaixo.

Tabela 2.2 Tipos de testes e enfoque no diagnóstico da IUE

Tipo de ensaio	Foco / Objetivo
Análise de urina e urina cultura / Urofluxometria (teste de Urofluxo)	Para testar o nível máximo do fluxo de urina Para determinar se o trato urinário inferior está infetado ou não
Stress urinário / bexiga teste de esforço	Para verificar se podem ocorrer fugas Quando a bexiga está cheia, o doente levanta-se e é-lhe pedido que tussa, ria, se agache ou se curve, o que provoca tensão na bexiga
Teste de ultrassom	Criar imagens da pélvis, do abdómen, da uretra, dos ureteres, dos rins e da bexiga utilizando ondas sonoras Examinar as imagens e excluir as suas perturbações ou danos, caso existam
Eletromiograma (EMG) / Teste eletrofisiológico dos esfíncteres	Examinar as actividades musculares do pavimento pélvico e da uretra
Cistoscopia / Teste de uretrocistoscopia	Para detetar eventuais lesões na parede da bexiga e na uretra Um dispositivo fino de cistoscopia com uma câmara minúscula é introduzido na bexiga através da uretra
Teste de esforço 1 hora de teste	Para pesar o volume de urina perdido / ganho de peso durante o exercício A doente usa o penso antes da atividade de exercício físico que pode provocar fugas
Teste urodinâmico	Para determinar se a pressão na bexiga e o fluxo de urina são normais ou não
Teste de cistometria (subtração e vídeo tipos de teste)	Para medir a pressão da bexiga e do abdómen Detetar se a vítima está a sofrer de impulsos ou de stress sintomas de incontinência
Teste de urina residual pós-micção (PVR)	Para medir o volume de urina após micção /urinação A RVP superior ao normal sugere uma infeção do trato inferior

A bexiga de um adulto com um funcionamento normal pode conter 600 ml de urina e a urina residual pós-micção é normalmente ≤ 50 ml (10). Uma quantidade relativamente maior de urina residual pós-micção pode indicar possibilidades de infeção do trato urinário inferior (LUTI), tais como: inflamação ou irritação da mucosa da bexiga devido a infeção, bexiga neurogénica, traumatismo e/ou inflamação da uretra. Este facto sugere a realização de mais exames (55).

A taxa de fluxo de urina em mulheres saudáveis aumenta geralmente com a idade até aos catorze anos e mantém-se estável até aos 80 anos (19). O nível médio calculado do pico de micção é de 18 ml/s e o máximo é de 26 ml/s. O nível de pico/taxa de fluxo de urina difere de pessoa para pessoa devido à idade, à quantidade de líquidos ingeridos, à retenção devido à auto-consciência e ao estado de saúde (55). A obstrução da bexiga leva a um baixo débito urinário e está associada à retenção de urina, ao passo que o enfraquecimento dos músculos circulares leva a um débito urinário elevado (20). Ambas as condições não são saudáveis e a última pode indicar IUE.

Quando se opta por um teste de almofada de esforço, o aumento de peso da almofada $\geq$ 1g é aproximadamente positivo para o teste de 1 hora e aproximadamente positivo para o teste de 24 horas se $\geq$ 4g para a IUE (6).

2.5 Tratamento da IUE

As opções de tratamento para a IUE são classificadas em termos gerais como cirúrgicas e não cirúrgicas. As terapias não cirúrgicas incluem: mudança comportamental e terapia medicamentosa (9). A International Consultation on Urological Diseases (ICUD) recomenda a regulação do estilo de vida, a terapia comportamental, o treino dos músculos do pavimento pélvico (PFMT) e a estimulação eléctrica funcional como terapias convencionais para a IUE feminina ligeira e moderada (44).

Mudança de comportamento

Envolve basicamente a educação e a alternância das actividades de vida que agravam a incontinência (9). Infelizmente, verificou-se que os enfermeiros têm uma perceção extremamente negativa sobre a sua gestão, e mesmo aqueles que têm percepções positivas enfrentam desafios que incluem: mau funcionamento do dispositivo, perceção de falta de tempo, falta de apoio do pessoal e, o pior de tudo, falta-lhes conhecimentos, competências e valores para uma melhor gestão (32). Os prestadores de cuidados de IUE também necessitam de um certo grau de conhecimentos, competências e atitudes para uma comunicação eficaz tanto com os doentes como com os profissionais de saúde, de modo a melhorar os resultados em termos de saúde dos beneficiários dos cuidados (33). Também envolve o treino dos músculos do pavimento pélvico (PFMT) (27, 28), bem como o treino da bexiga.

Educação e gestão do regime alimentar

Inclui: educação sobre o diário da bexiga, evitar algumas actividades físicas, manter o IMC sob controlo, controlar o açúcar no sangue, regular a ingestão de líquidos, evitar alimentos que irritem ou estimulem a bexiga, como a cafeína, o álcool, o tabaco, os citrinos, as bebidas gaseificadas e a ingestão de fibras alimentares para promover os movimentos intestinais (1).

O diário da bexiga é uma ferramenta vital que, se for bem gerida, pode fornecer um padrão de ingestão de líquidos e de micção. O médico pode utilizar os seus dados para aconselhar o doente em conformidade. É útil no treino da bexiga, no esvaziamento cronometrado e/ou no esvaziamento solicitado. O esvaziamento solicitado tem uma redução significativa da incontinência urinária (39). O treino da bexiga destina-se principalmente à bexiga hiperactiva (6).

Dispositivo de biofeedback

Trata-se de uma máquina computorizada com um sensor que detecta a atividâde eléctrica do corpo. O dispositivo informa o utilizador sobre quais os músculos que estão a contrair, permitindo assim obter controlo sobre esses músculos no caso da bexiga hiperactiva, e ajusta a atividade/músculos para o treino do MAP (1, 4, 21, 24). Um pequeno sensor *semelhante a um tampão* é colocado na vagina ou um sensor externo é colocado fora da abertura anal para monitorizar os músculos próximos sob tensão (4). Um sistema de biofeedback caseiro auto-dirigido pode reduzir significativamente os episódios de perdas, independentemente do tipo de incontinência urinária (40).

Treino dos músculos do pavimento pélvico (PFMT)

O seu objetivo é fortalecer o pavimento pélvico e os músculos do esfíncter e promover o armazenamento da urina (1, 6, 30, 35). O TMF tem um efeito positivo significativo se for clinicamente supervisionado (29) no fortalecimento dos músculos do pavimento pélvico (16, 27). O equipamento de biofeedback pode ser de grande utilidade durante as sessões de TMF, especialmente para principiantes (21). O TMF, se incorporado com pesos vaginais, pode ser eficaz para perdas ligeiras e moderadas, sem prolapso grave dos órgãos pélvicos (28). A desvantagem do PFMT é o facto de se ter de fazer os exercícios de forma consistente, uma vez que os efeitos podem não ser benéficos a longo prazo (14). É importante notar que o sucesso do TMF depende ainda da motivação do doente, bem como da capacidade de contrair voluntariamente o grupo muscular pretendido (48).

Mecanismo PFMT

A eficiência do sistema nervoso manifesta-se na função muscular. A entrada aferente tem origem nos receptores - fusos musculares para o SNC. As ordens de saída eferentes vêm do SNC para os músculos. Para que ocorra a PFMT, as fibras PFM devem ser facilitadas pelas suas células nervosas para exercerem força. Uma PFM fraca pode sugerir um atraso na facilitação, inibição ou facilitação fraca (as fibras recrutadas são menos). A PFMT regular leva a uma melhoria neuromuscular da função e da coordenação (recrutamento de mais fibras PFM para exercer a força desejada e inibição dos antagonistas).

Teoria da supercompensação: durante o PFMT, a sobrecarga adequada esgota as reservas de energia do PFM a partir da sua linha de base e acaba por atrasar o desempenho do PFM. O instinto inato do corpo para ultrapassar o stress e manter a homeostase faz com que a MAP e as suas reservas de energia voltem ao nível de base durante o período de recuperação. Durante a sobrecarga progressiva adequada e a longo prazo da MAP, o instinto do corpo para se adaptar às exigências ambientais induzirá inevitavelmente o efeito de ricochete adaptativo - *supercompensação* (recuperação acima da linha de base). Com um treino adequado, este efeito pode aumentar gradualmente até ao seu nível máximo. Depois disso, pode ser mantido com um treino adequado ou perder-se gradualmente com o fim do treino.

Os efeitos a longo prazo de um TMF adequado e regular são a melhoria da força, da coordenação e da função urinária dos MAP.

O inconveniente do TMF é o facto de se ter de fazer os exercícios de forma consistente, uma vez que os efeitos podem não ser benéficos a longo prazo (14). É importante notar que o sucesso do TMF depende ainda do estado atual da IUE (ligeira, moderada ou grave), da motivação do doente e do TMF adequado (48).

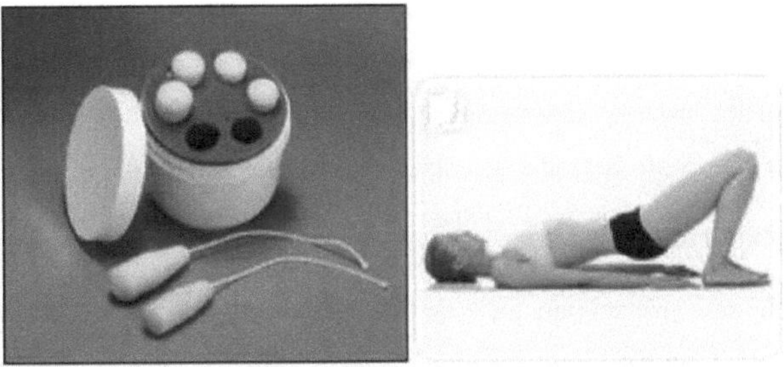

Figure 2.5 vaginal weighted cones   **Figure 2.6** one of the kegel exercises

Terapia de estimulação eléctrica

Neste caso, é fornecida uma corrente eléctrica de baixa tensão através de uma sonda anal ou vaginal para contrair os músculos do pavimento pélvico. A cadeira electromagnética também pode ser utilizada para estimular a contração dos músculos do pavimento pélvico quando se está sentado nela (1).

Terapia energética por radiofrequência

Tal como no tratamento Renessa, um pequeno dispositivo semelhante a um cateter é passado através da uretra com o objetivo de gerar calor a baixa temperatura à volta da base da bexiga. O calor reforça o colagénio natural dos músculos do esfíncter, tornando-o mais firme e reduzindo assim as perdas. Não há incisão durante o procedimento e é confortável para os doentes (4).

Terapia de Acupunctura

É um dos métodos de tratamento da MTC mais populares utilizados em todo o mundo. Em 1979, foi reconhecida pela OMS pela sua eficácia terapêutica em 43 doenças (22). Em 1997, o Instituto Nacional de Saúde (NIH) dos Estados Unidos da América recomendou os seus efeitos terapêuticos significativos com poucos efeitos secundários no tratamento de um vasto espetro de doenças (22). Destina-se principalmente a restabelecer a disfunção dos tecidos moles, sem efeitos adversos, exceto se houver outros (15). Pode reduzir a frequência de perdas na IUE (11). No entanto, a frequência do tratamento pode induzir efeitos terapêuticos diferentes (12). Tem uma eficácia de tratamento tanto na incontinência mista como na de urgência (34).

Acupunctura clássica

Baseia-se em *acupontos, canais e colaterais,* órgãos *zang-fu* e nas suas relações instintivas (22). Os acupontos referem-se a locais especiais (vale/casa de **Qi**) no corpo onde o Qi e o sangue são transportados para a superfície do corpo. Os órgãos Zang-fu referem-se aos 10 órgãos internos distintos. Os canais e colaterais referem-se às vias principais e mais pequenas do corpo. Não só transportam e transmitem materiais e sinais/impulsos, como também ligam diferentes partes do corpo numa só unidade, formando assim uma rede de comunicação inata para e do corpo (22). Os dois podem, portanto, ser equiparados aos sistemas circulatório e nervoso do corpo. Qi refere-se a uma forma inata e invisível de energia que existe em todas as coisas visíveis e invisíveis (22).

Teoria Clássica da Acupunctura

Afirma que a estimulação do acuponto por acupunctura (agulha seca) pode resultar em: dragagem dos canais, regulação do fluxo de Qi e sangue, restabelecimento do equilíbrio de yin e yang, para que se possa alcançar a harmonia entre yin e yang, função dos órgãos zang-fu, bem como reforço do Qi saudável e dissipação do Qi mau (22). O reforço do Qi saudável é o princípio terapêutico da utilização de métodos de reposição para os síndromas de deficiência (13). Do mesmo modo, "elevar o Qi" é o princípio de tratamento para todos os órgãos prolapsados e a acupunctura pode tratar a IUE com efeitos duradouros e sem efeitos secundários (14).

Teoria moderna da acupunctura

O agulhamento seco cria lesões minúsculas nas áreas acupuncturais locais que estimulam o ato inato *de auto-cura* do corpo humano (15). O efeito de auto-cura induz o efeito sistémico para restaurar a homeostase através de vários processos reflexos a diferentes níveis do sistema nervoso central (15). A inter-relação mútua entre a patologia local e a disfunção sistémica justifica que quando as lesões provocam sintomas locais induzam disfunção sistémica. Assim, quando as alterações patológicas são transmitidas aos sistemas nervoso e músculo-esquelético, a homeostase fisiológica é desequilibrada (15). Por outras palavras, o corpo é uma unidade, o que afecta uma região local, afecta todo o sistema/corpo, e é por isso que o agulhamento de um ponto pode resultar em sensações em diferentes partes do corpo.

Mecanismo de Acupunctura no Tratamento da IUE

A acupunctura clássica adopta uma abordagem holística da saúde e considera a doença como um sinal de que o corpo (conjunto orgânico) está em desequilíbrio (53). Estudos biomédicos demonstram que estimula o sistema nervoso, influenciando a produção de hormonas e neurotransmissores que acabam por conduzir à auto-cura (53), um ato inato do corpo humano (15). Em termos de IUE, os neurotransmissores nitrérgicos são controlados para aumentar o nível de óxido nítrico no tecido da bexiga, relaxando assim os músculos lisos e permitindo um aumento da capacidade da bexiga (Chen, 2006) (53), melhorando assim a IUE. Além disso, melhora a vascularização do pavimento pélvico (base de apoio), conduzindo a uma melhoria da função do esfíncter uretral e a estimulação nervosa aferente melhorada leva à produção de contração reflexa dos músculos que contribuem para o encerramento da uretra (48), melhorando assim a IUE.

Absorventes para incontinência

Existem produtos descartáveis / de utilização única e reutilizáveis que podem ser escolhidos pelos doentes para gerir as perdas de urina (26). Destinam-se a absorver as perdas indesejadas de urina, a controlar a humidade e o odor (4). No entanto, são necessários cuidados adicionais para controlar os riscos relacionados com a utilização, tais como irritação da pele, fungos e infecções bacterianas que podem resultar do excesso de humidade. É a primeira opção para a maioria das vítimas (36). Devido à insuficiência de informações sobre a sua eficácia, existem poucas orientações tanto para os consumidores como para os prestadores de cuidados de saúde, o que dificulta a seleção do produto (36). Existem diferenças significativas no ponto de fuga em todas as categorias de produtos (38). *Os pensos higiénicos* e *os pensos uretrais* / FemSoft são alguns dos absorventes mais utilizados. No entanto, opta-se sempre pelos *pensos absorventes menstruais* (37). O FemSoft é um produto feminino de utilização única que permite a absorção imediata da urina perdida, do seu odor e humidade, mantendo assim a vítima seca e sem odores (4). No entanto, as cuecas absorventes são mais económicas, seguidas dos pensos de absorção máxima e depois dos de absorção moderada (37).

Medicação / Terapia medicamentosa

Existem vários medicamentos e fármacos que podem ser prescritos para a IUE. Diz-se que, embora alguns possam resolver casos ligeiros e moderados, continuam a ter efeitos adversos para a saúde humana, como dores de cabeça, insónia, obstipação, ansiedade, hipertensão e outros, pelo que devem ser prescritos com precaução (1, 10). Por exemplo;

Os medicamentos agonistas alfa-adrenérgicos, como a fenilpropanolamina e a pseudoefedrina, reforçam os músculos do esfíncter e melhoram os sintomas em muitos doentes. No entanto, estes medicamentos são raramente prescritos devido aos seus possíveis efeitos secundários no coração.

Os medicamentos anticolinérgicos controlam a bexiga hiperactiva bloqueando os nervos anormais. Estes medicamentos incluem: oxibutinina, tolterodina, Enablex, Sanctura, Vesicare e Oxytrol.

Os medicamentos antimuscarínicos controlam a bexiga hiperactiva. Estes incluem: oxibutinina, tolterodina, Enablex, Sanctura, Vesicare e Oxytrol.

Terapia de injeção de estrogénio

Pode melhorar a frequência urinária, a urgência e a sensação de ardor, principalmente quando utilizado em mulheres pós-menopáusicas. Também pode melhorar a atrofia dos músculos do pavimento pélvico e dos músculos do esfíncter da uretra. No entanto, ainda não se sabe se pode resolver a IUE. Além disso, não é utilizado para tratar a IUE em mulheres com antecedentes médicos de cancro da mama ou do útero (1).

Terapia cirúrgica

A cirurgia é o tratamento primário para a IUE (41), se outras condições o permitirem. A cirurgia não funciona tão bem em pessoas com: condições que impedem a cicatrização ou dificultam a cirurgia, outros problemas genitais ou urinários, e cirurgias anteriores que não resultaram (1). Os procedimentos cirúrgicos destinam-se a reposicionar o colo da bexiga e a uretra, bem como a apoiar os músculos do esfíncter (10).

Exemplo de intervenções cirúrgicas

1. **A reparação anterior da vagina** ou os procedimentos de reparação paravaginal são frequentemente efectuados em mulheres quando a bexiga está a saltar para dentro da vagina (chamada cistocele). A reparação anterior é efectuada através de um corte cirúrgico na vagina. A reparação paravaginal é feita através de um corte cirúrgico na vagina ou no abdómen. O esfíncter urinário artificial é um dispositivo cirúrgico raramente utilizado para tratar a incontinência de esforço nas mulheres (sobretudo nos homens) (1).

2. **As injecções de colagénio** engrossam os músculos do esfíncter, reduzindo assim a abertura da uretra e, consequentemente, diminuindo as fugas de tensão (o procedimento pode ter de ser repetido após alguns meses). No entanto, pode não ser adequado para todos, especialmente para aqueles que podem ser alérgicos aos materiais de injeção de colagénio (24).

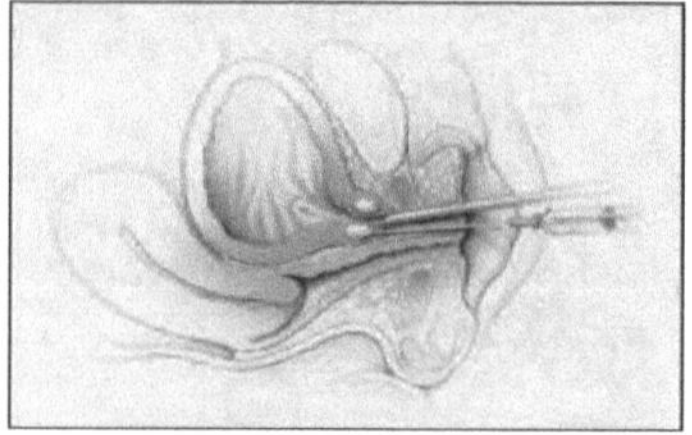

Figura 2.7 Injeção de colagénio

3. **As suspensões retropúbicas** são um grupo de procedimentos cirúrgicos efectuados para elevar a bexiga e apoiar os músculos do esfíncter uretral. São realizadas através de um corte cirúrgico no abdómen (1, 10, 24).

4. **Os procedimentos de sling vaginal** feitos através de uma incisão vaginal são frequentemente a primeira escolha para tratar a incontinência de esforço nas mulheres (raramente são feitos nos homens). É inserida uma funda para apoiar a uretra (1, 10, 24).

Possíveis complicações da cirurgia

Embora seja a pedra angular do tratamento da IUE (41), os procedimentos têm diferentes graus de sucesso (7). Além disso, as complicações podem ser raras, mas ainda existem e incluem: infecções do trato urinário, desconforto físico, dor durante as relações sexuais, prolapso da vagina, má cicatrização da ferida, tecidos cicatrizados, odores desagradáveis, corrimento vaginal, irritação da vulva, ulceração, rutura da pele e feridas em pessoas que não conseguem sair da cama ou da cadeira, fístulas ou abcessos, desgaste dos materiais colocados durante a cirurgia, como sling, esfíncteres artificiais (1, 10).

2.6 Outras formas de incontinência urinária

Para além da IUE, existem outros tipos de incontinência urinária, conforme ilustrado abaixo:

Quadro 2.3 Outras formas de incontinência urinária

Incontinência	Principais caraterísticas
Bexiga hiperactiva (OAB)/urge	Vontade súbita e forte de urinar, micção frequente, noctúria Atribuída a sinais nervosos anormais (4).
Misto (OAB e IUE)	Necessidade de urinar, perda de urina após qualquer tensão na bexiga. Pode predominar um grupo de sintomas de qualquer um dos tipos. Atribuídos a problemas nervosos e musculares (4).
Retenção crónica de urina	A perda de urina só ocorre quando a urina produzida excede a capacidade de retenção da bexiga. Atribuída a várias condições médicas (4).
Funcional	As condições físicas e médicas que interferem com o pensamento e o movimento são as principais causas, uma vez que a pessoa pode não chegar à casa de banho a tempo (1).
Incontinência por transbordo	Uretra obstruída, músculos da bexiga fracos. Atribuído a um esvaziamento deficiente da bexiga, o que provoca derrames (1).

Resumo

Ficou evidente que a IUE é um fenómeno mundial, mais prevalente nas mulheres do que nos homens. Tem efeitos secundários variados, como o embaraço social, a evitação de actividades sociais, o sofrimento psicológico, a depressão e os encargos financeiros. É considerado um fenómeno frustrante e vergonhoso, sobre o qual não se pode falar, e que não é sério para ser tratado. Muitas vezes, a IUE não é diagnosticada, uma vez que a maioria das mulheres acredita que faz parte da vida e resulta do parto e do envelhecimento natural, pelo que não é tratada de forma adequada. A gestão da IUE vai desde o nível pessoal ao profissional; as estratégias pessoais incluem, entre outras, a integração da gestão das perdas como normal e parte da vida quotidiana, evitando actividades que provoquem perdas, a utilização de pensos, entre outras. A gestão profissional implica a procura de intervenção médica; esta envolve a utilização de vários métodos terapêuticos, como a fisioterapia, a acupunctura e a cirurgia. Regista-se também que os efeitos a curto e a longo prazo dos vários métodos de tratamento ainda não são claramente conhecidos, embora os resultados positivos sejam evidentes. Além disso, a eficácia da maioria dos métodos de tratamento depende do estado de saúde dos vários doentes. Foi provado que a electroacupunctura e os métodos de exercícios de Kegel têm efeitos positivos no tratamento da IUE, no entanto, ainda não é clara uma distinção terapêutica clara.

CAPÍTULO 3

METODOLOGIA

3. Introdução

Este capítulo explica a conceção da investigação, o local do estudo, a população-alvo, os procedimentos de amostragem e a dimensão da amostra, os instrumentos, a validade e a fiabilidade dos instrumentos, o plano e o contexto do tratamento, a avaliação da eficácia, o procedimento de recolha de dados, a análise e a apresentação dos dados, as considerações lógicas e éticas.

3.1 Conceção da investigação

Tratou-se de um verdadeiro projeto de investigação experimental/ensaio clínico aleatório. Envolveu a manipulação da variável independente, tinha o grupo experimental e o grupo de controlo e os sujeitos foram distribuídos aleatoriamente por cada grupo.

3.2 Localização do estudo

O estudo foi realizado no Departamento de Acupunctura e Moxibustão - Hospital Municipal de Medicina Tradicional Chinesa de Nanjing, terceiro hospital afiliado da Universidade de Medicina Chinesa de Nanjing, província de Jiangsu, Nanjing - China. A escolha deste local deveu-se à sua conveniência para o investigador em termos de acessibilidade e disponibilidade de instalações.

3.3 População-alvo

O estudo visou todas as mulheres vítimas de IUE no município de Nanjing.

3.4 Procedimentos de amostragem e dimensão da amostra

Foi utilizada a técnica de amostragem de voluntárias, uma vez que se tratava de um ensaio clínico. No departamento ambulatório de ginecologia, foram inscritas mulheres voluntárias para o diagnóstico de IUE. O critério padrão foi: idade entre 40 e 75 anos, nível de pico de fluxo de urina de pelo menos 20 ml/s; e a urina residual pós-micção de no máximo 30 ml, com um total de 30 pacientes. Os detalhes dos critérios de diagnóstico, inclusão e exclusão encontram-se no *apêndice IX.*

NB. Taxa média de fluxo de urina =18ml/s, no máximo = 26ml/s nas mulheres. A urina residual pós-micção é normalmente $\leq$ 50 ml. Quanto mais elevado for o pico, mais baixa é a RVP e o inverso é verdadeiro.

3.5 Instrumentação

Os instrumentos utilizados foram agulhas de acupunctura de uso único (marca Hwato 0,30×25mm e 0,30×75mm), estimuladores de electro-acupunctura (SDZ-V) - estimulador de nervos e músculos;

ambos os produtos eram da fábrica de aparelhos médicos de Suzhou; pensos, dispositivo de cozinha eletrónica, questionário de história clínica e formulário ICIQ-SF, diretrizes de instruções de PFMT e lista de controlo.

3.6 Validade e fiabilidade

Todos os instrumentos acima referidos foram construídos, testados e comprovados por peritos médicos internacionais como sendo fiáveis no fornecimento de dados válidos relativos ao diagnóstico e tratamento da incontinência urinária. Além disso, são utilizados de forma fiável a nível internacional.

3.7 Plano de tratamento e contexto/intervenção

Os doentes foram distribuídos aleatoriamente pelos grupos experimental e de controlo utilizando um programa informático da Internet.

A) Grupo de tratamento / experimental - 16 pacientes

Este grupo foi tratado com electro-acupunctura.

Protocolo

As agulhas foram inseridas na bexiga 35 bilateral e 1 cm bilateral à bexiga 33 num ângulo de cerca de 30-45^0 a uma profundidade de 50-60 mm com a técnica de elevação e impulsão (três vezes) para provocar a sensação de Deqi com uma intensidade de 1-5mA a uma frequência de 50Hz em onda constante durante 30 minutos/sessão. Na BL 35, o ângulo foi considerado com a linha média posterior, enquanto na BL 33, o ângulo foi formado ao longo do plano vertical ou ao longo da linha média posterior. Os eléctrodos foram colocados nas agulhas dos respectivos acupontos que atravessam a linha média do corpo. Não houve qualquer tipo de manipulação durante e antes da retirada das agulhas após os 30 minutos de duração.

Este protocolo foi baseado na avaliação da literatura sobre os efeitos terapêuticos da acupunctura chinesa publicada há 10 anos (44, 45). BL 33 está localizado no 3rd forame sacral posterior e BL 35 está 0,5 cun lateral à ponta do cóccix (22) ambos correspondem às inervações segmentares do nervo parassimpático que controla a bexiga (22, 56). O BL33 está ao alcance do nervo pudendo eferente dos músculos do pavimento pélvico e do esfíncter (56) e vários estudos utilizaram-no e registaram resultados positivos (44, 45). Devido à espessura do glúteo máximo, apenas uma inserção de 50-60 mm de profundidade pode estimular os axónios aferentes nas raízes espinais para causar um impacto na via reflexa no sistema nervoso central.

Segurança

A observação do protocolo de tratamento pelo médico e a sensação Deqi preferida do paciente aumentaram a segurança. Além disso, os doentes seriam questionados sobre os seus sentimentos relativamente ao tratamento, de modo a garantir a segurança e a continuidade do tratamento

B)   Grupo de controlo/exercício - 14 doentes

Este grupo foi submetido ao PFMT durante 15 minutos por sessão. As diretrizes de instrução encontram-se no *anexo XI.*

3.8 Avaliação da eficácia

Foi pedido ao doente que usasse o penso higiénico antes do exercício de 1 hora para recolher a urina que poderia sair durante o exercício. Após o exercício, foi utilizada uma balança de cozinha para pesar o volume de urina que saiu em gramas. A soma total do número de vezes de perdas nos 3 dias foi dividida por 3 para calcular a frequência média de perdas por dia. Foi pedido à doente que: indicasse o que desencadeou a perda de urina; avaliasse o seu grau de perda de urina como sem perda de urina, baixo, moderado ou elevado; classificasse o seu efeito percepcionado induzido pela IUE numa escala de 0 a 10 (nenhum efeito - muito afetado).

Resultados esperados da intervenção

1.   Alteração do aumento de peso do bloco no teste de esforço de 1 hora - 8th semana, medição - teste t e teste de regressão linear

2.   Alteração na frequência média de perdas no diário miccional de 3 dias - 8th semana, medição - teste t

3.   Melhoria dos episódios de fuga em termos de volume de fuga - 8th semana, medição - auto-relato na secção Escala do formulário ICIQ-SF

4.   Melhoria da qualidade de vida - 8th semana, medição - auto-relato na secção Scale do formulário ICIQ-SF

Expectativas de tratamento / Resultados esperados

5.   *Cura*: os doentes deixam de ter perdas de urina

6.   *Melhoria*: redução: pontuação do peso do penso, frequência de perdas, episódios de perdas e qualidade de vida

3.9 Procedimentos de recolha de dados

As pacientes assinaram o termo de consentimento. A demografia, a história clínica, a evolução da IUE, o diagnóstico de IUE, o diário de micção e os formulários do ICIQ-SF foram assinalados pelo assistente de investigação de acordo com as respostas das doentes e os resultados dos testes.

Posteriormente, foi realizado o teste de esforço e os resultados também foram registados. Tudo isto foi feito no primeiro dia de visita do doente à clínica para tratamento. De duas em duas semanas, foi pedido aos doentes que fornecessem dados sobre o seu diário de micção, bem como sobre o ICIQ-SF, durante as 8 semanas de tratamento. Na 9th semana após o período de tratamento, foi pedido aos doentes que fornecessem dados relativos ao diário de micção e ao ICIQ-SF.

3.10 Análise e apresentação de dados

Os dados brutos foram analisados utilizando os métodos de análise estatística inferencial do pacote de software SPSS, tais como: regressão linear e teste t. Os métodos foram selecionados para observar qualquer tendência geral de regressão e qualquer diferença significativa na melhoria dos sintomas de IUE. Os dados foram apresentados através de tabelas e gráficos para interpretar os resultados e tirar conclusões em relação aos objectivos do estudo.

3.11 Considerações lógicas e éticas

O investigador obteve um consentimento formal da administração do hospital, em conjunto com os serviços competentes. Posteriormente, os voluntários foram plenamente informados do objetivo do estudo e assegurados de que não haveria qualquer interferência nos seus assuntos pessoais para além da informação relativa ao estudo.

CAPÍTULO 4

ANÁLISE, APRESENTAÇÃO E DISCUSSÃO DOS DADOS

4. Introdução

Este capítulo apresenta os dados demográficos dos doentes, a história e a evolução da IUE nos doentes, as complicações da doença, os episódios de perdas, a frequência das perdas, o grau de perdas, os resultados do teste de esforço de 1 hora, a qualidade de vida, a discussão, a conclusão e a recomendação.

Quadro 4.1 Dados demográficos dos doentes

Variável	Grupo	Mínimo		Máximo		Média	
		n	%	n	%	N	%
Idade	Experimental	49	6.3	74	6.3	63.9	
	Controlo	42	7.1	70	7.1	58.4	
Índice de massa corporal - IMC	Experimental	21.1	6.3	33.3	6.3	24.9	
	Controlo	20	7.1	33.8	7.1	24.37	
Idade de 1st entrega	Experimental	20	6.3	31	6.3	26.18	
	Controlo	21	7.1	31	7.1	25.78	
	Experimental	1	43.8	3	6.3	1.6	
N.º de crianças	Controlo	1	78.8	3	12.5	1.35	
Nível de prolapso visceral	Experimental	1		1		1	
	Controlo	1		1		1	

Variável	Grupo	Casado		Individual			
Estado civil		n	%	N	%		
	Experimental	16	100	0			
	Controlo	14	100	0			

Variável	Grupo	Sim		Não			
Estado da menopausa							
	Experimental	14	87.5	2	12.5		
	Controlo	11	78.5	3	21.5		
Estado da uterectomia	Experimental	3	18.75	13	81.25		
	Controlo	4	28.5	10	71.4		

Variável	Grupo	vaginal		cesariana			
Modelo de entrega		n	%	n	%		
	Experimental	16	100	0	0		
	Controlo	12	85.7	2	14.3		

Variável	Grupo	Universidade		Ensino secundário		Escola Júnior.	
Nível de educação							
	Experimental	2	12.5	9	56.25	5	31.25
	Controlo	4	28.6	8	57.1	2	14.3

	Controlo						
Nacionalidade		**Han zu**		**Hui zu**			
	Experimental	16	100	0	0		
	Controlo	11	78.6	3	21.4		

Os dados demográficos dos doentes têm menos ou nenhumas diferenças

Quadro 4.2 Antecedentes e evolução da IUE nos doentes

Grupo	Data prevista de início		
	Mais antigo	**Médio**	**Mais recentes**
Experimental	maio de 2000	junho de 2007	maio de 2014
Controlo	abril de 1971	maio de 1993	abril de 2014
Duração estimada da doença			
	Mínimo	**Máximo**	**Média**
Experimental	1 ano	15 anos	6,4 anos
Controlo	1 ano	44 anos	11 anos

A IUE parece ter-se tornado uma doença crónica para alguns dos doentes, com uma duração média estimada em cerca de 6,4 anos e 11 anos para os grupos experimental e de controlo, respetivamente. Clinicamente, a duração da doença afecta o potencial de cura do doente. Estudos demonstraram que os efeitos terapêuticos da acupunctura dependem mais do potencial de cura do doente. Este estado crónico de IUE, com uma duração mínima estimada em cerca de 1 ano, pode ter prejudicado os resultados do tratamento de 2 meses (**8 semanas**).

Tabela 4.3 Complicações da doença da IUE

Grupos	Experimental		Controlo	
Doenças notificadas	n	%	n	%
Infeção do trato urinário			1	7.14
Diabetes	3	18.75		
Doença coronária	1	6.25		
Hepatite B.			1	7.14
Lípidos no sangue			1	7.14
Infeção cerebral			1	7.14
Tensão arterial elevada	7	43.75		
Miocárdio	1	6.25		
Arteriosclerose cerebral	1	6.25		

A hipertensão arterial, estimada em 43,8% (7 doentes) e a diabetes em cerca de 18,8% (3 doentes) no grupo da acupunctura, podem ter tido um impacto menor ou nulo nos efeitos do tratamento. Os estudos ainda não indicaram qualquer correlação entre estas duas doenças e a IUE, mas podem ser factores de risco.

Entre os doentes do grupo de exercício, apenas foi registada uma infeção do trato urinário com cerca de 7,14% (1 doente), que pode ter tido ou não complicações graves com a redução dos sintomas de IUE.

Tabela 4.4 Episódios de fuga / Sintomas de IUE

Causa	tosse		A rir		Exercício		outros	
	N	%	N	%	n	%	n	%
Pré-tratamento								
Experimental	16	**100**	0		12	**75**	3	**18.75**
Controlo	13	**92.8**	0		7	**50**	7	**50**
Durante o tratamento em 8th semana								
Experimental	13	**81.25**	0		7	**43.75**	2	**12.5**
Controlo	12	**85.7**	0		9	**62.28**	2	**14.28**
A 20th semana / 12th semana após o tratamento								
Experimental	6	**85.71**	0		1	**14.28**		
Controlo	10	**71.42**	0		3	**21.42**	1	**14.28**
A 32th semana / 24th semana após o tratamento								
Experimental	6	**75**	0		2	**25**		
Controlo	9	**69.23**	0		4	**30.76**		

Episódios em termos de percentagem em relação ao período

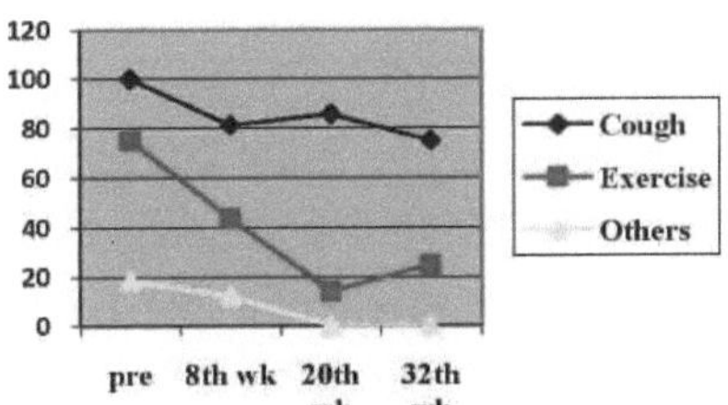

Figura 4.1 Episódios de fuga Experimental

Registou-se uma melhoria nos episódios de fuga entre os doentes, em comparação com a fase inicial do diagnóstico.

Episódios em termos de percentagem em relação ao período

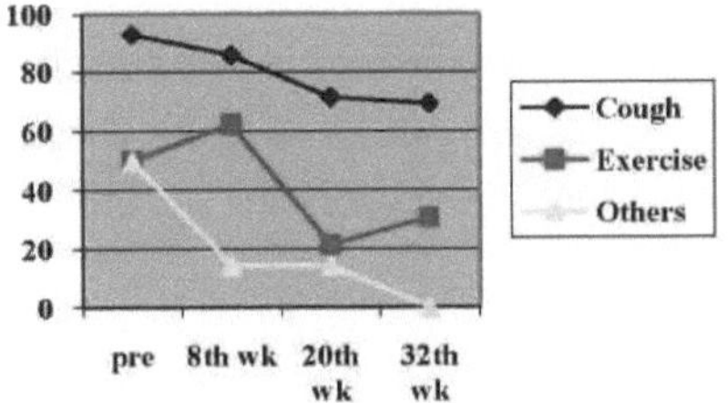

Figura 4.2 Episódios de fuga no grupo de controlo

Registou-se uma melhoria nos episódios de fuga.

Embora a tosse e o exercício continuassem a ser sintomas evidentes em ambos os grupos, verificou-se uma tendência geral de melhoria, com o grupo da acupunctura a mostrar uma melhoria constante na 8th semana de tratamento, em comparação com o grupo do exercício. Surpreendentemente, nenhuma doente referiu o riso como um dos seus sintomas, apesar de ser um sintoma comum entre as vítimas de IUE. A duração do efeito do tratamento parece ter sido estável até 20th semana /12th semana após o tratamento, tendo depois começado a tornar-se instável até 32th semana/ 24th semana após o tratamento.

4.1 Estatísticas Teste t

Tabela 4.5 Frequência média de fugas por dia (diário de 3 dias)

	Base de referência/pré-tratamento															
paciente	1	2	3	4	5	6	7	8	9	10	11	12	13	14	15	16
Exptal	3	1	6	2	3	5	1	1	0	1	1	0	3.3	6	2	1
Controlo	3	2	3	1	1	1	2	1	1	2.7	2	2.6	7			
	Às 8th semanas de tratamento															
Exptal	1	1	0	1	1	0	0	1.3	0	0	3	0	2.6	2.6	0	1
Controlo	1	5	8	1	0	0	1	0.3	8.7	1	1	0.6	0.3			

Tabela 4.6 Frequência média de fugas **Teste T de amostras emparelhadas** Grupo experimental

	Diferenças emparelhadas					t	df	Sig. (2 caudas)
	Média	Desvio padrão	Std. EM	IC 95% das diferenças				
				inferior	superior			
Par 1 pré-pós	1.36250	2.04022	.51006	.27534	2.44966	2.671	15	.017

A diferença entre a frequência média de fugas na linha de base e às 8th semanas de tratamento foi de 1,36, com um intervalo de confiança de 95% de 2,27 a 0,91; a estatística do teste t foi de 2,671, com 15 graus de liberdade com um valor de p associado de 0,02.

Quadro 4.7 Frequência média de fugas **Teste T de amostras emparelhadas** Grupo de controlo

	Diferenças emparelhadas					t	df	Sig.(2 caudas)
	Média	Desvio padrão	Std. EM	IC 95% das diferenças				
				inferior	superior			
Par 1 pré-pós	.10769	3.57549	.99166	-2.05295	2.26834	.109	12	.915

O valor de p 0,92 e a diferença entre a linha de base e a 8th semana de exercício e a frequência de fugas média (0,11) não foi estatisticamente diferente de zero ao nível de significância de 5%, com o teste t 0,109 e graus de liberdade 12.

Tabela 4.8 Frequência média de fugas **Teste T de amostras independentes** às 8th semanas de tratamento

	Valor de teste = 0				
	T	df	Sig. (2-caudal)	Média	Intervalo de confiança de 95% da diferença

				Diferença	Inferior	Superior
Exptal	3.502	15	.003	.90625	.3547	1.4578
controlo	2.552	12	.025	2.14615	.3136	3.9787

A electro-acupunctura alterou a frequência média de perdas do grupo experimental e do grupo de controlo de cerca de 2,15 para 0,91, uma alteração estimada de 1,24 por dia com um intervalo de confiança de 95%; a estatística do teste t foi de 6,052, graus de liberdade 27 com um p<0,05 associado.

Quadro 4.9 Grau de fuga (ICIQ-SF)

	Base de referência/pré-tratamento														
paciente	1	2	3	4	5	6	7	8	9	10	11	12	13	14	15
Exptal	2	4	2	4	2	4	4	2	2	2	2	2	2	2	2
Controlo	2	2	4	2	2	2	2	0	2	2	2	2			
Às 8th semanas de tratamento															
Exptal	2	2	2	2	2	2	2	2	2	2	2	2	2	2	2
Controlo	2	2	2	2	2	2	2	2	2	2	2	2			
A 20th semana /12th semana após o tratamento															
Exptal	2	2	2	2	2	2	2								
Controlo	2	2	2	2	2	2	2	2	4	2	2	2			
Na 32ª semana /24th semana após o tratamento															
Exptal	2	2	2	2	2	2	0								
Controlo	2	2	2	2	2	0	2	2	0	2	2	2			

Experimental Resultados do teste T para amostras emparelhadas

O valor de p de 0,19, e a diferença entre o volume médio de fuga na linha de base e na 8th semana de tratamento (0,4) não foi estatisticamente diferente de zero ao nível de significância de 5%, com o teste t 1,38 e graus de liberdade 14.

Controlo Resultados do teste T de amostras emparelhadas

O valor de p 1,0 e a diferença entre a linha de base e as 8th semanas de exercício da frequência média de fugas (0,0) não foi estatisticamente diferente de zero ao nível de significância de 5%, com o teste t 0,0 e graus de liberdade 12.

Teste T de amostras independentes para o volume de fugas

A partir dos dados brutos, as estatísticas não são significativamente diferentes (não são idênticas)

Não se registou qualquer melhoria no volume de fugas em nenhum dos grupos

Tabela 4.10 Pontuações do teste de esforço horário

	Pontuações de base/pré-tratamento em gramas														
Doente	1	2	3	4	5	6	7	8	9	10	11	12	13	14	15
Exptal	0	0.6	4	92.1	0.2	0.3	1.9	26.4	25.4	0.5	2.1	22.1	19	80.5	77.5
Controlo	3	0	0.8	0	13.9	0	62.5	0	28	18.9	12.2	3.2	90.5		

	Às 8th semanas de tratamento														
Exptal	0.7	0	4.5	4	0.6	0	4	1.9	3	0.6	1	18	3	20	40
Controlo	1.2	1.6	2.7	0.2	0.6	1.5	22	0.5	21	1	10	1	0		
	A 17th semana /9th semana após o tratamento														
Exptal	7.9	5	3	0.6	0.5	5	2	3.5	5	1					
Controlo	0.1	5	1.6	0	8	0.8	82	7	18	0.5	7	7			
	A 32th semana /24th semana após o tratamento														
Exptal	3	1	0	1	5	1	21	0							
Controlo	1	3	1	0	1	0	26	3	0.6	5	11	5			

Tabela 4.11 Teste de esforço **Teste T de amostras emparelhadas** - Grupo experimental

	Diferenças emparelhadas					t	df	Sig.(2 caudas)
	Média	Desvio padrão	Std. EM	IC 95% das diferenças				
				inferior	Superior			
Par 1 pré-pós	16.7533	26.72585	6.90059	1.95305	31.55362	2.428	14	.029

Verificou-se uma alteração na média da pontuação do peso da almofada de cerca de 23,506 para 6,753, uma alteração estimada de 16,75 gramas por hora com um intervalo de confiança de 95%; a estatística do teste t foi de 2,428, os graus de liberdade foram 14 com um valor p associado de 0,029

Tabela 4.12 Teste de esforço **Teste T de amostras emparelhadas** - Grupo de controlo

	Diferenças emparelhadas					t	df	Sig.(2 caudas)
	Média	Desvio padrão	Std. EM	IC 95% das diferenças				
				inferior	superior			
Par 1 pré-8ª semana	13.05385	26.11384	7.24268	-2.72659	28.83428	1.802	12	.097

O valor de p 0,97 e a diferença entre a média antes e depois de 8th semanas de tratamento com exercício não é estatisticamente diferente de zero a um nível de significância de 5%. Não existem provas suficientes (P= 0,97) para sugerir que o exercício alterou o aumento da pontuação do peso da almofada, embora tenha havido uma alteração estimada de 13,05 gramas (SE=7,24 gramas).

Tabela 4.13 Teste de esforço **Teste T de amostras independentes** (8th semana)

	Valor de teste = 0					
	t	df	Sig. (2tailed)	Diferença média	Intervalo de confiança de 95% da diferença	
					Inferior	Superior
Exptal	2.420	12	.032	3.17692	.3165	6.0373
controlo	2.246	12	.044	4.86923	.1464	9.5920

A electro-acupunctura alterou a média da pontuação do ganho de peso do grupo de tratamento e do grupo de controlo de 4,87 para 3,18 gramas, uma alteração estimada de 1,69 gramas de I hora de teste, com um intervalo de confiança de 95%; a estatística do teste t foi de 4,67, graus de liberdade 24 com um p< 0,05 associado

Tabela 4.14 Teste de esforço **Teste T de amostras emparelhadas** - Grupo experimental (8th &17th semana)

	Diferenças emparelhadas					t	df	Sig. (2 caudas)
	média	Desvio padrão	Std. EM	IC 95% das diferenças				
				inferior	superior			
Par tratamento-poste	1 -1.21000	3.25148	1.02821	-3.53597	1.11597	-1.177	9	.269

A diferença entre 8th e 17th / 9th semana pós-tratamento é de -1,21 e o valor de p 0,27 não é estatisticamente diferente de zero ao nível de significância de 5%, com o teste t -1,18 com graus de liberdade 9. Assim, os efeitos do tratamento diminuíram, levando a uma mudança estimada na média de cerca de 1,21

4.2 Análise de regressão

Tabela 4.15 Resumo do modelo e estimativas dos parâmetros - **Grupo experimental em 8th semana**

Variável dependente: pós

	Resumo do modelo					Parâmetro Estimativas	
Equação	R Quadrado	F	df1	df2	Sig.	Constante	b1
Linear	.428	9.715	1	13	.008	1.536	.222

A variável independente é a pré.

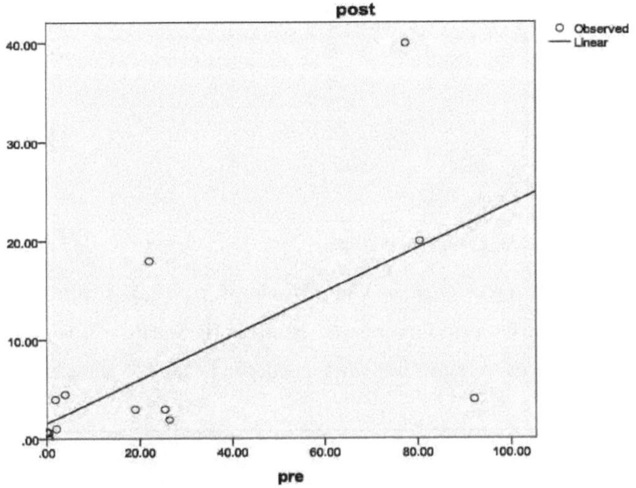

Figura 4.3 Gráfico linear do aumento de peso do bloco - Grupo experimental

A adequação estimada (F = 9,72) da equação linear com valor de p 0,01 sugere uma relação linear adequada entre as variáveis com uma relação estimada (R Square = 0,43). Por conseguinte, o modelo de regressão explica cerca de 43% das variações nas variáveis dependentes às 8th semanas de tratamento com acupunctura.

Quadro 4.16 Resumo do modelo e estimativas dos parâmetros - **Grupo de controlo às 8th semanas**

Variável dependente: pós

	Resumo do modelo					Parâmetro Estimativas	
Equação	R Quadrado	F	df1	df2	Sig.	Constante	b1
Linear	.141	1.805	1	11	.206	2.993	.105

A variável independente é a pré.

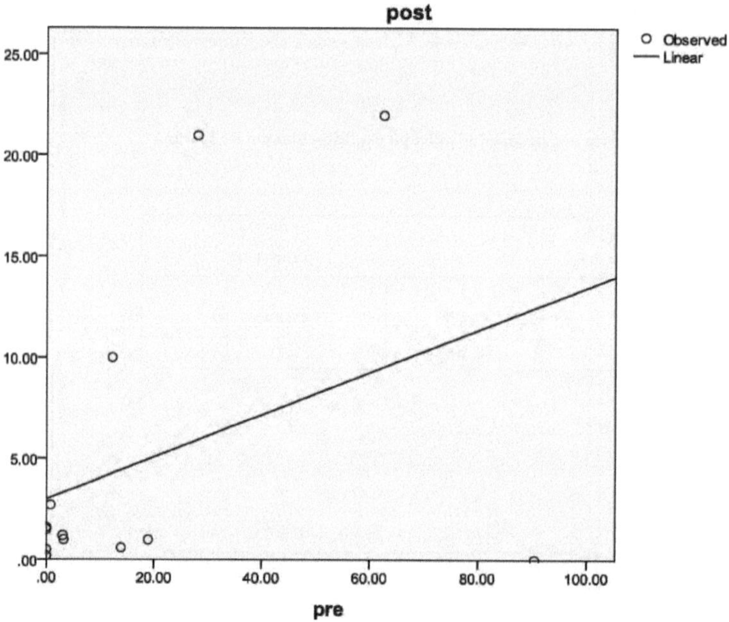

Figura 4.4 Gráfico linear do ganho de peso das almofadas - **grupo de controlo**

A aptidão estimada (F = 1,81) da equação de regressão linear com um valor de p de 0,21 sugere que não existe uma relação linear entre as variáveis com uma relação estimada (R Square = 0,14). O modelo de regressão explica cerca de 14% da variação nas variáveis dependentes (8th semana de tratamento)

4.3   Qualidade de vida (QdV)

Tabela 4.17 Efeitos da IUE na qualidade de vida dos doentes (ICIQ-SF)

Período	Pré-tratamento à 0 semana						Durante o tratamento em 8th semana					
Grau	Menos		Irritante		grave		menos		Irritante		Grave	
	n	%	n	%	n	%	N	%	n	%	n	%
Expt	7	43.7	8	50	1	6.3	11	68.75	5	31.25	0	0
Contr	6	42.87	4	28.57	4	28.57	9	64.28	2	14.28	3	21.42
	Pós-tratamento em 20th semana						Pós-tratamento em 32th semana					

Expt	7	100	0	0	0	0	7	100	0	0	0	0
Contri	10	83.33	2	16.66	0	0	11	91.66	1	8.33	0	0

Pontuações percentuais em relação ao período

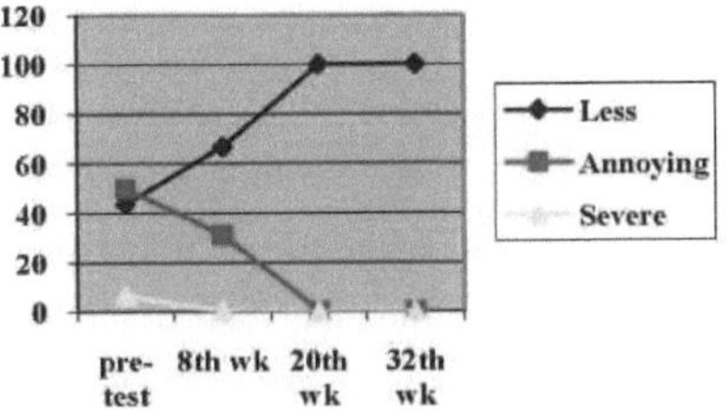

Figura 4.5 QdV Grupo experimental

O gráfico mostra claramente que o número de doentes que referiram que os efeitos eram incómodos ou graves diminuiu para zero e que os casos com efeitos menos incómodos aumentaram para 100%. Assim, a qualidade de vida dos doentes melhorou significativamente com o tratamento de acupunctura.

Pontuações percentuais em relação ao período

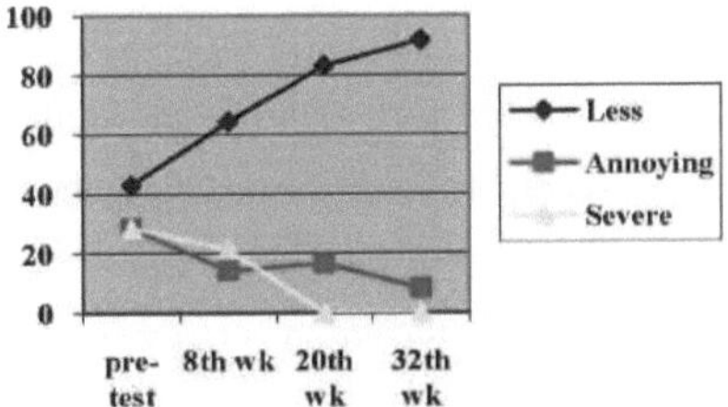

Figura 4.6 QdV Grupo de controlo

A tendência é clara: os casos de incómodo e grave reduziram-se a menos incómodo.

4.4 Discussão dos resultados

A) Grupo de tratamento

A média da pontuação do peso da almofada de 16,75±6,9, teste t 2,428 e p= 0,029; a média da frequência das perdas de urina de 1,36±0,51, teste t 2,671 e p= 0,02, sugerem uma melhoria significativa em ambos os aspectos. As figuras 4.1 e 4.5 acima ilustram a melhoria dos episódios de perdas e da qualidade de vida, respetivamente, enquanto os dados brutos da tabela 4.9 acima sugerem pouca ou nenhuma alteração no grau/volume de perdas de urina. A figura 4.3 acima ilustra uma regressão linear adequada (43%) na pontuação do peso do penso com F=9,72, R quadrados=0,43 e p=0,01; confirmando a melhoria. A média -1,21±1,03, o teste t -1,18 e p=0,27 sugerem uma regressão na eficácia curativa até à 9th semana pós-tratamento (tabela 4.14 acima)

Como a acupunctura poderia ter funcionado - melhores resultados

Uma vez que o seu mecanismo é conhecido, a estimulação do nervo aferente pode ter melhorado, resultando na contração reflexa dos músculos que contribuem para o encerramento da uretra, melhorando assim as perdas (48); pode ter ocorrido uma melhoria do fornecimento de sangue aos músculos do pavimento pélvico, o que levou a uma melhoria da função do esfíncter uretral (48); Os neurotransmissores nitrérgicos podem ter sido controlados para aumentar o nível de óxido nítrico nos músculos da bexiga, o que pode ter relaxado os músculos lisos da tensão, melhorando assim a função da bexiga (6) e, finalmente, a expressão de c-Fos no SNC pode ter sido regulada, melhorando assim a função do sistema urinário (53).

Deficiências

A inserção física da agulha a uma profundidade de 50-60 mm com a técnica de elevação e impulso para provocar a sensação de Deqi induz inevitavelmente dor. Esta dor pode ser difícil de tolerar por muitos doentes, o que pode ser a razão da sua desistência. Por conseguinte, pode ser útil educar os doentes sobre esta sensação e, se for possível obter resultados sem ela, não deve ser enfatizada.

B)   Grupo de controlo

A média da pontuação do peso da almofada de 13,05±7,24, teste t 1,802 e p= 0,097; a média da frequência de perdas 0,11±0,99, teste t 0,109 e p= 0,92, sugere uma melhoria insignificante em ambos os aspectos. As figuras 4.2 e 4.6 acima mostram uma melhoria dos episódios de perdas e da qualidade de vida, respetivamente, enquanto os dados em bruto da tabela 4.9 acima sugerem menos/nenhuma alteração no grau/volume de perdas de urina. A figura 4.4 acima ilustra uma regressão linear inadequada (14%) na pontuação do peso do penso com F=1,81, R quadrados=0,14 e p=0,21; confirma que houve menos ou nenhuma melhoria.

Porquê estes resultados da PFMT - menos melhorias

Conhecer o mecanismo do TMF (teoria da supercompensação) e aprender a exercitar o TMF requer muito tempo (41); para obter melhores resultados, o TMF requer pelo menos 3 meses de treino adequado sob a orientação de um fisioterapeuta qualificado (44); a motivação e a capacidade de treinar diminuem com a duração do treino (48); o estado da IUE (ligeira, moderada, grave, aguda, crónica) também é um fator e a idade do formando não pode ser menosprezada.

Assim, tendo em conta as 24 sessões de intervenção de 15 minutos cada, e os formandos idosos de IUE crónica, de forma alguma se conseguiriam melhores resultados do que os observados.

Deficiências da PFMT

É necessária uma formação adequada e constante para que se possa alcançar e manter qualquer melhoria, que deve ser precedida de uma aprendizagem adequada, de uma motivação sustentada e da capacidade de atuar de forma independente.

4.5 Conclusão e recomendação

Embora não tenha havido cura, a electro-acupunctura demonstrou eficácia terapêutica em relação ao PFMT no tratamento da IUE. Verificou-se um efeito curativo relativamente duradouro, mas é difícil estimar a duração exacta. Os resultados deste estudo estão de acordo com outros resultados anteriores que concluíram que a electro-acupunctura obteve uma eficácia terapêutica na melhoria dos sintomas da IUE.

A dimensão mais pequena da amostra deste ensaio não pode garantir os resultados da intervenção, pelo que pode ser experimentada uma amostra de grande dimensão para obter melhores conclusões.

REFERÊNCIAS

(1)   Linda, J., Zieve, D. *Incontinência de esforço*. Biblioteca Nacional de Medicina, 2011. Recuperado em 13 de julho de 2014, De, http://www.ncbi.nlm.nih. gov/pubmedhealth/PMH0001893/

(2)   Abrams, P., Anderson, K. E., Birder, L., Brubaker, L. et al. *4TH International Consultation on Incontinence Recommendations of the International Scientific Committee: Evaluation and Treatment of Urinary Incontinence, Pelvic Organ prolapse and Faecal Incontinence (Avaliação e Tratamento da Incontinência Urinária, Prolapso dos Órgãos Pélvicos e Incontinência Fecal)*. Publicação online, 2009. Recuperado em 17 de agosto de 2014, de http://www.ics.org/Publications/ICI 4/files-book/recommendation.pdf

(3)   Chermansky, C., J. and Chancellor, M., B. *Increasing Awareness and Improving the Care of Urinary Incontinence*. (J); Journal of Rev Urol. 2003 winter; 5(1): 22-25. Recuperado em 17 de agosto de 2014, de http : // www. ncbi .nlm.nih. gov/ pmc/articles/PMC1472988/

(4)   Subak, L. L., Wing, R., West, D. S., Franklin, F. et al. *Non-Surgical Treatments for female stress urinary incontinence (Tratamentos não cirúrgicos para a incontinência urinária de esforço feminina)*. Associação Nacional para a Continência (NAFC), 2009. Recuperado em 21 de setembro de 2014, de http://www.nafc.org/index.php?page=non-surgical-treatment- for-female-stress-urinary-incontinence

(5)   Yuan, H. B., Beverly, W. A. and Liu, M. *Attitudes towards Urinary Incontinence among Community Nurses and community Dwelling Older people*. (J); Journal of Wound, Ostomy and Continence Nursing, 2011; 38(2): 184-189

(6)   Deutchman, M. e Wulster-Radcliffe, M. *A incontinência urinária de esforço nas mulheres: Diagnosis and medical management*. (J); Journal of MedGenMed, 2005; 7(4): 62. Recuperado em 5 de maio de 2014, de www.ncbi.nlm.nih.gov/pmc/articles/PMC1681740/

(7)   Ryoichi, S., Hitomi, S., Mamoru, K., Takahiro O., Kunihiro, H. e Kiyotaka, H. *Tratamento futuro para a incontinência urinária de esforço feminina*. (J); Journal of Hinyokika kiyo, 2007; 53(6): 429-33

(8)   Winsome, St. J., Susan, G., Marianne, W. et al. *Gestão da incontinência urinária na vida quotidiana das mulheres*. (J); Journal of Wound, Ostomy and Continence Nursing, 2013; 40(5): 524-532.

(9)   Rovner, E. S. and Wein, A. J. *Treatment Options for Stress Urinary Incontinence*. (J); Journal of Rev Urol. 2004; 6(suppl 3): S29-S47. Recuperado em 22 de julho de 2014, de http://www. ncbi.nlm. nih. gov/pmc/articles/PMC1472859/

(10)   Harvey, S. e Zieve, D. *Stress Incontinence Risk factors (Factores de risco da incontinência de esforço)*. The New York Times, 2013. Recuperado em 22 de julho de 2014, de http : // www. nytimes. com/health/ guides/symptoms/urinary- incontinence/risk-factors.html

(11)   Kim, J. H., Nam, D., Park, M. K., Lee, E. S., Kim, S. H. *Ensaio de controlo aleatório da acupunctura manual para a incontinência urinária de esforço feminina* (J); Journal of Acupunct Electrother Res. 2008; 33(3-4): 179-92

(12)   Zhao, L. e Wang, S. *Frequência de tratamento e observação da eficácia a longo prazo da estimulação eléctrica do nervo pudendo para a incontinência urinária de esforço*. (J); Jornal de Acupunctura e Ciência Tuina, 2013; 11(3): 177-180

(13)   Zuo, Y., Wang, Y. e Huang, Y. *Medicina Interna da Medicina Tradicional Chinesa*. Shanghai Pujiang Education Press, Shanghai, China; 2000: 16-20

(14)   Adam, B. *Treat Stress Incontinence Effectively with Acupuncture (Tratar eficazmente a incontinência de*

esforço com a acupunctura). Publicação online, 2004. Recuperado em 29 de novembro de 2014, de

http://www.adambrownacupuncture.com/Treat Incontinência de esforço.html

(15)   Yun-tao, M. *Acupunctura Biomédica para a Reabilitação Desportiva e Traumática: Técnicas de Agulhamento Seco*. Churchill Livingstone Elsevier, St. Louis, Missouri, Reino Unido; 2011: Xi - Xv

(16)   Bo k, Talseth T, e Holme I. *Ensaio aleatório e cego, único e controlado, de exercícios para o pavimento pélvico, estimulação eléctrica, cones vaginais e nenhum tratamento na gestão da incontinência de esforço genuína nas mulheres (com resumo para o consumidor)*. (J); British Medical Journal, 1999; 318 (7182): 487-493

(17)   Basak, T., Uzun, S. e Arslan, F. *Caraterísticas da incontinência, factores de risco e qualidade de vida em mulheres turcas que se apresentam no Hospital para a Incontinência Urinária.* (J); Journal of Wound, OStomy and Continence Nursing, 2012; 39 (1): 84-89

(18)   Riley, J. (2003). *Incontinência urinária*. Última atualização por Jeff, A. julho de 2004. Recuperado em 3 de agosto de 2014, de www.beliefnet. com/healthandhealing/ getcontent. aspx? cid= 103433

(19)   Kumar, V., Dhabalia, J. V., Nelivigi, G.G., Punia, M. S. and Suryavashi, M. *Age gender and voided volume dependency of peak urinary flow rate and uroflometry nomogram in the Indian population*. (J); Indian Journal of Urology, 2009; 25 (4): 461-466. Recuperado em 22 de julho de 2014, de http://www.ncbi.nlm.nih. gov/pmc/articles/PMC2808647/

(20)   Nitti, VW. (2011). *Avaliação urodinâmica e videourodinâmica do trato urinário inferior.* Atualizado por Dugdale, D. C., Louis, S. L. e Zieve, D. (2012). Recuperado em 22 de julho de 2014, de http://www.nlm.nih.gov/medlineplus/ency/article/003325.htm

(21)   Perrin, L., Dauphinee, S. W., Corcos, J., et al. *Treino dos músculos do pavimento pélvico com Biofeedback e treino vesical em mulheres idosas: Um estudo de viabilidade*. (J); Journal of Wound, Ostomy and Continence Nursing, 2005; 32(3): 186-199

(22)   Shen, X., Wang, H. e Zhao, B. *Acupunctura e Moxibustão* 2nd Edition. People's Medical Publishing House, Pequim, China; 2007: 261-285, 325-32

(23)   Liu, B., Wang, L., Huang, S. S., Wu, Q. e Wu, D. L. *Prevalência e factores de risco da incontinência urinária entre as mulheres chinesas em Xangai*. (J); Jornal de Int J Clin Exp Med. 2014; 7(3): 686-96. Recuperado em 19 de fevereiro de 2015, de http : //www. ncbi .nlm.nih. gov/pubmed/24753764

(24)   Institutos Nacionais de Saúde. *Incontinência nas mulheres*: NIH Publication No. 08-4132, 2007, última atualização em 18 de setembro de 2013. Recuperado em 20 de julho de 2014, de http://www.kidney.niddk.nih. gov/kudiseases/pubs/uiwomen/

(25)   Kacaoz, S., Talas, M. S. e Atabekoglu, C. *Urinary Incontinence among Turkish Women: An outpatient study of Prevalence, Risk factors and Quality of life*. (J); Journal of Wound, Ostomy and Continence Nursing, 2012; 39 (4): 431-439

(26)   Inge Lise, H., Bevo, O. and Gaskin, C. *Explicações das mulheres para a incontinência urinária, as suas estratégias de gestão e a sua qualidade de vida durante o período pós-parto*. (J); Journal of Wound, Ostomy and Continence Nursing, 2010; 37(2): 187-192.

(27)   Johnson, V. Y. *Como os princípios da Fisiologia do Exercício influenciam o treino dos músculos do pavimento*

pélvico. (J); Journal of Wound, Ostomy and Continence Nursing, 2001; 28 (3): 150155

(28)   Perkins, J. *Pesos vaginais para avaliação e treino dos músculos do pavimento pélvico.* (J); Journal of Wound, Ostomy and Continence Nursing, 1998; 25(4):206-216

(29)   Dattilo, Judy RN, CURN, CWOCN. *Along-term study of patient outcomes with pelvic muscle Re-education for urinary Incontinence.* (J); Journal of Wound, Ostomy and Continence Nursing, 2001; 28(4): 199-205

(30)   Sar, D. and Khorshid, L. *The Effects of Pelvic Floor Muscle Training on stress and mixed Urinary Incontinence and quality of Life.* (J); Journal of Wound, Ostomy and Continence Nursing, 2009; 36(4): 429-435

(31)   Du Moulin, M. F. M. T., Hamers, S. P. H., Paulus, A., et al. *Efeitos da introdução de uma enfermeira especializada nos cuidados de mulheres residentes na comunidade que sofrem de incontinência urinária*: A randomized controlled trial. (J); Journal of Wound, Ostomy and Continence Nursing, 2007; 34 (6): 631-640

(32)   Nikoletti, S., Young, J. and King, M. *Evaluation of an Electronic monitoring device for urinary incontinence in elderly patients in an acute care setting.* (J); Journal of Wound, Ostomy and Continence Nursing, 2004; 31(3): 138-149

(33)   Bliss, D., Rolnick, C., Jackson, J., et al. *Necessidades de literacia em saúde relacionadas com incontinência e lesões cutâneas entre cuidadores familiares e amigos de indivíduos com demência.* (J); Journal of Wound, Ostomy and Continence Nursing, 2013; 40 (5): 515-523

(34)   Engberg, S., Cohen, S. e Sereika, S. M. *A eficácia da acupunctura no tratamento da incontinência de urgência e mista nas mulheres*: Um estudo piloto. (J); Journal of Wound, Ostomy and Continence Nursing, 2009; 36 (6): 661-670

(35)   Dougherty, M. C. *Current status of Research on pelvic muscle strengthening techniques (Estado atual da investigação sobre técnicas de reforço dos músculos pélvicos).* (J); Journal of Wound, Ostomy and Continence Nursing, 1998; 25 (2): 75-83.

(36)   Dunn, S., Kowanko, I., Paterson, J. et al. *Systematic review of the effectiveness of urinary continence products.* (J); Journal of Wound, Ostomy and Continence Nursing, 2002; 29 (3): 129-142

(37)   Katzman, M. D., Wyman, J., Sale P. G., Camp, J. e Earle, B. *Use and costs of incontinence pads in female study volunteers.* (J); Journal of Wound, Ostomy and Continence Nursing, 1999/7; 26 (4):207-213

(38)   Yamasato, K., Kaneshiro, B., Oyama, I. A. *Uma simulação que compara a relação custo-eficácia de produtos para incontinência de adultos.* (J); Journal of Wound, Ostomy and Continence Nursing, 2014-9/10; 41(5):467-472

(39)   Engberg, S., Sereika, S. M., McDowell, B. J., et al. *Effectiveness of Prompted Voiding in treating urinary incontinence in cognitively impaired Homebound older adults.* (J); Journal of Wound, Ostomy and Continence Nursing, 2002; 29 (5): 252-265

(40)   Smith, D, B., Bioleau, M. A e Buan, L. D. *A self-direted homebiofeedback system for women with symptoms of stress, urge and mixed incontinence.* Journal of Wound, Ostomy and Continence Nursing, 2000; 27 (4): 240-246

(41)   Cornella, J. L. *Management of stress urinary incontinence (Gestão da incontinência urinária de esforço).* (J); Journal of Rev Urol. 2004; 6 (suppl 5): S18-S25. Recuperado em 19 de fevereiro de 2015, de www.ncbi.nlm.nih.gov/pcm/articles/PCM1472874/

(42)   Kelly M. *1 em cada 5 mulheres será submetida a cirurgia pélvica durante a sua vida, diz estudo.* LiveSceince, 2014 maio 08. Recuperado em 15 de maio de 2014, de http://www.foxnews.com/health/2014/05/07/women-pelvic-surgeries-soar-since-90s/

(43)   Equipa da Clínica Mayo. *Incontinência de esforço*. Publicação online 2014/9/16. Recuperado em 19 de fevereiro de 2015, de http://www.mayoclinic.org/diseases-conditions/stress- incontinence/basics/symptoms/con-20027722

(44)   Zhishun, L., Huangfang, X., Yuelai, C., Liyun, H., Shiyan, Y., Ruosang, D. e Jiani, W. *A eficácia e a segurança da electroacupunctura para mulheres com incontinência urinária de esforço pura: protocolo de estudo para um ensaio controlado aleatório multicêntrico.* Publicação online; BioMed Central. Trials. 2013; 14: 315. Recuperado em 27 de fevereiro de 2015, de http : //www. ncbi .nlm.nih. gov/pmc/articles/PMC3 850726/

(45)   Liu, B., Wang, Y., Xu, H., Chen, Y., Wu, J., Mo, Q. e Liu, Z. *Efeitos da electroacupunctura versus treino dos músculos do pavimento pélvico e solifenacina para incontinência urinária mista moderada e grave em mulheres: um protocolo de estudo.* BMC Complementary and Alternative Medicine, 2014; 14:301. Recuperado em 27 de fevereiro de 2015, de http://www.researchgate.net/publication/264830854

(46)   Adanu, R. M. K., De Lancey, J. O. L., Miller, J. M. e Asante, A. *O achado físico da incontinência urinária de esforço entre as mulheres africanas no Gana.* (J; International Urogynecology Journal, 2005/12/18. Obtido em 3 de março de 2015, de http://deepblue.lib.umich.edu/bitstream/handle/2027.42/45851/192 2005 article 62.pdf?sequ ence=1

(47)   Ojengbe OA, Morhason-Bello IO, Adedokum, BO, Okonkwo NS e Kolade CO. *Prevalência e factores desencadeantes associados da incontinência urinária entre 5000 mulheres negras na África Subsariana: resultados de um inquérito comunitário.* (J); BJU Int. 2011 junho; 107 (11): 1793-800. Recuperado em 4 de março de 2015, de http://www.ncbi.nlm.nih.gov/pubmed/21438986

(48)   Dehlendorf, C. e Assefi, N. *Acupunctura para a incontinência urinária nas mulheres.* Publicação online; AHC Media, 2002/4/1. Recuperado em 4 de março de 2015, de http://www.ahcmedia.com/articles/print/116536-acupuncture-for-urinary-incontinence-in- women

(49)   Karen Sasso, MSN, RN, APN, CCCN. *Sobre Incontinência - fator contribuinte - Alterações hormonais na mulher.* Publicação online, 2009/7/26. Recuperado em 4 de março de 2015, de http://www.simonfoundation.org/about incontinence contributing factors hormonal change s women.html

(50)   Sullivan, DR. e Nancy, H. *Incontinência-34 sintomas da menopausa.* Publicação online, 2014. Recuperado em 4 de março de 2015, de http://www. 34-menopause- symptoms. com/ incontinence.htm

(51)   Nivin, T. *Menopuase e problema de controlo da bexiga: stress.* Publicação online, WebMD Medical Reference, 2015/1/21. Recuperado em 4 de março de 2015, de http://www.webmd.com/urinary-incontinence-oab/womens-guide/bladder-control- menopausa

(52)   Miller, S., Zieve, D. e Ogilvie, I. *Incontinência de esforço.* Publicação online, MedlinePlus, 2014/4/12. Recuperado em 4 de março de 2015, de http://www.nlm.nih. gov/medlineplus/ency/article/000891 .htm

(53)   Conselho Britânico de Acupunctura. *Incontinência urinária.* Fichas de investigação. Modificado quarta-feira, 4 de fevereiro de 2015. Recuperado em 4 de março de 2015, de http://www.acupuncture.org.uk/a-to-z-of-conditions/a-to-z-of-conditions/urinary- incontinence. html

(54)   Wang, X., Wu, C., Zhu, Z. e Zhu, G. *Teoria básica da medicina tradicional chinesa.* Shanghai Pujiang Education Press, Shanghai, China; 2000: 65-106.

(55)   *Incontinência urinária.* Recuperado em 22 de julho de 2014, de http://adam.about.net/reports/000050 6.htm (About.Com)

(56) Sun-Ho, P., Su-Ryun, H., OH-jun, K., Young-Min, A., Byung-Cheol. L. e Se-Young, A. *Acupunctura para o tratamento da incontinência urinária: A review of randomized controlled trials*. (J); Exp Ther Med.J; 2013 Sep. 6(3):773-780

APÊNDICES

APPENDIX I

Norma padrão

Número de série.	ID/ nome	Data	Diagnóstico de IUE	4075 anos	Formulário de consentimento assinado
1					
2					
3					
4					
5					

APPENDIX II

Registo de doentes

Número de série.	ID	Clínica não.	Grupo	Taxa MI/s	≥20mVs	PVR	semana	Data	Próxima visita
1									
2									

APPENDIX III

Historial médico

1	Infeção urinária	Sim	Não
2	IUE qualquer tratamento	Sim	Não
3	Grau de protusão	Sim	Não
4	Prolapso de órgão reprodutor $\geq 2^0$	Sim	Não
5	Influência do sistema urinário	Sim	Não
6	PVR>30ml	Sim	Não
7	Pico de micção$\leq$20ml	Sim	Não
8	ITU/obstrução uretral	Sim	Não
9	Andar, subir escadas, correr não pode impedir a fuga	Sim	Não
10	Na medicação	Sim	Não
11	Qualquer doença	Sim	Não
12	Grávida/amamentação	Sim	Não
13	Doença senil	Sim	Não
14	Doença mental	Sim	Não

APÊNDICE IV

Dados demográficos

1	Data de nascimento	
2	Idade	
3	Grupo étnico	
4	Estado civil	
5	Nível de escolaridade	
6	Ocupa ção/profissão	
7	Idade do primeiro nascimento	
8	Número de nascimentos	
9	Modelo de entrega	Vaginal /cesariana
10	Nível/grau de prolapso visceral	
11	Menopausa	Sim/não
12	Uterectomia	Sim /Não
13	IMC	
14	Número de contacto	

APÊNDICE V

História e desenvolvimento da IUE

1	Duração		
2	Nível		
3	Outra doença		
	Data de início	Data da dispensa	Ainda em
4	Tratamento da IUE e sua data		

APÊNDICE VI

Formulário de teste de fluxo urinário para diagnóstico de IUE

1	Data do controlo da taxa	
2	Taxa	Ml/s
3	Data de controlo do PVR	
4	Volume	Ml

APÊNDICE VII

Um diário de micção de 3 dias

1	Média de vezes/dia de IUE	
2	Grau médio de fuga/dia	Baixo /moderado/ elevado
3	Quantidade média de H_2 o tomado /dia	Ml
4	Número de pensos utilizados/semana	
5	Pontuação do teste de esforço de 1 hora	G
6	Efeito curativo	0/baixo/moderado/alto

APÊNDICE VIII

Questionário da Consulta Internacional sobre Incontinência (ICIQ-SF)

1	Frequência de fugas			
	Todos os dias		Não todos os dias	
2	Volume da fuga			
	Baixo 2	Moderado 4	Alta 6	
3	Grau dos efeitos das fugas			
	Baixo 0 1 2 3	Moderado 4 5 6	Alta 7 8 9 10	
4	Episódios de fuga			
	Tosse	A rir	Exercício	Sexo

APÊNDICE IX

Recomendações da ICUD para mulheres com IUE

A Quarta Consulta Internacional de Doenças Urológicas das recomendações para mulheres com incontinência urinária (4th Edição2009):

Critérios de diagnóstico

1.   **Sintomas**: rir, tossir, espirrar ou andar aumentam a pressão abdominal em vários graus, o que provoca perdas involuntárias de urina. Quando uma destas acções é interrompida, a perda de urina cessa imediatamente;

2.   **Sinais**: quando há aumento da pressão abdominal, pode observar-se urina involuntária da uretra (teste de pressão) ou o teste de urina de 1 hora é positivo com peso > 1g.

3.   **Ausência de sintomas** de frequência e urgência urinárias.

Critérios de inclusão

Estes foram: 1) de acordo com o critério diagnóstico para mulheres com IUE; 2) faixa etária entre 40 - 75 anos; 3) taxa de fluxo urinário $\geq$20ml/s; 4) urina residual pós-miccional $\leq$30ml; 5) assinatura do termo de consentimento livre e esclarecido e participação voluntária no estudo. Vale a pena notar que a taxa média estimada de fluxo de urina é de 18ml / s, no máximo cerca de 26ml / s em mulheres e a urina residual pós-micção é normalmente $\leq$ 50ml.

Critérios de exclusão

Os pacientes excluídos apresentavam qualquer uma das seguintes condições de saúde: ©incontinência urinária de urgência, incontinência urinária mista e retenção urinária com incontinência de transbordamento; ©histórico de tratamento cirúrgico para incontinência urinária ou do assoalho pélvico; ©procidência genital é $\geq$2; ©infeção urinária sintomática; ©obstrução do trato urinário inferior; ©resíduo urinário>30ml; ©fluxo urinário máximo<20ml/s; ©andar, subir e descer escadas, correr não pode ou é limitado; ©sempre usar drogas que afetam a função da bexiga ou estar sendo tratado com incontinência urinária de esforço; ©pacientes acompanhados de doenças graves do coração, cérebro, fígado, rim e sistema hematopoiético e mental, diabetes, atrofia de múltiplos sistemas, lesão do nervo cauda equina e lesões da medula espinhal; (11) Gravidez ou lactação; (12) ter sido instalado com marcapasso cardíaco, alergia a metal ou medo severo das agulhas; (13) demência senil; (14) psicopata.

APÊNDICE X

1 instruções para o teste de esforço em almofada de hr

(1)   No prazo de 15 minutos, tomar 500 ml de água depois de usar o penso

(2)   Subir e descer escadas durante 30 minutos

(3)   Sentar-se e levantar-se durante 10 vezes

(4)   Tossir 10 vezes

(5)   Correr no local durante 1 minuto

(6)   Ficar de pé e depois dobrar-se e pegar em algo durante 5 vezes

(7)   Em seguida, lavar as mãos durante 1 minuto

(8)   Ir à casa de banho para mudar a roupa interior

(9)   Medir a almofada usada para determinar o aumento de peso da almofada, o que implica que esta almofada deve ter sido pesada antes da utilização/exercício

Resultados positivos: volume de fuga >1g; **Muito pouco: ≤1g**; **Baixo**: 1,1 - 9,9g;

Moderado: 10 - 49,9g; **Grave**: ≥50g

APÊNDICE XI

Instruções PFMT

1)   Os músculos glúteos, abdominais e das coxas nunca devem ser contraídos durante o treino

2)   Nunca suster a respiração durante o treino

3)   O resto do corpo deve permanecer relaxado durante o treino

4)   Em qualquer posição de treino, os movimentos para dentro e para cima do músculo períneo devem ser sentidos

5)   Pode utilizar os dedos para sentir o movimento do períneo durante o treino.

6)   Nunca fazer qualquer tentativa de treino durante a ação de urinar.

Cargos:

1.   Posição supina, joelhos flectidos a cerca de 90^0 com os pés afastados à largura dos ombros, braços paralelos ao corpo, levantar o tronco do chão, contrair/espremer os músculos do pavimento pélvico

2.   Posição ajoelhada, com os joelhos afastados à largura dos ombros e as nádegas apoiadas nos

calcanhares, manter a parte superior do corpo direita e contrair os músculos do pavimento pélvico.

Aperte os músculos durante algum tempo e depois relaxe. Enquanto relaxa, deve sentir o movimento descendente dos músculos do períneo. 15 minutos de duração

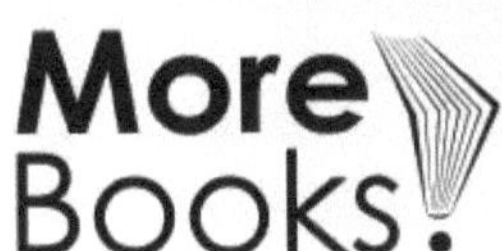

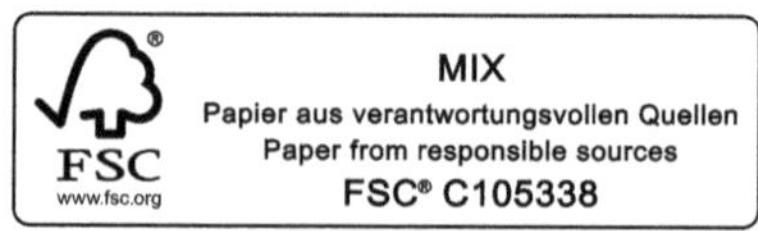

Printed by Books on Demand GmbH, Norderstedt / Germany